ÉTUDE

SUR LE

PANSEMENT OUATÉ

AU POINT DE VUE

DE LA CHIRURGIE D'ARMÉE

PAR

LE Dr VÉDRÈNES

MÉDECIN PRINCIPAL DE 1re CLASSE A L'HÔPITAL MILITAIRE DE VINCENNES

Avec planches

PARIS

G. MASSON, ÉDITEUR

LIBRAIRE DE L'ACADÉMIE DE MÉDECINE

Boulevard Saint-Germain et rue de l'Éperon

EN FACE DE L'ÉCOLE DE MÉDECINE.

1879

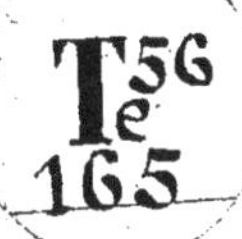

ÉTUDE

SUR LE

PANSEMENT OUATÉ

AU POINT DE VUE

DE LA CHIRURGIE D'ARMÉE

PAR

LE Dr VÉDRÈNES

MÉDECIN PRINCIPAL DE 1re CLASSE A L'HÔPITAL MILITAIRE DE VINCENNES.

Avec planches

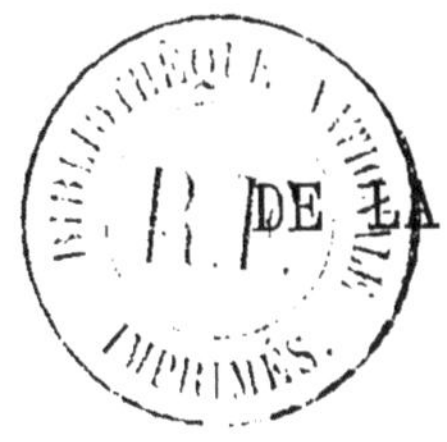

PARIS

G. MASSON, ÉDITEUR

LIBRAIRE DE L'ACADÉMIE DE MÉDECINE

Boulevard Saint-Germain et rue de l'Éperon

EN FACE DE L'ÉCOLE DE MÉDECINE.

1879

Imprimerie de J. DUMAINE, rue Christine, 2.

ÉTUDE

SUR LE

PANSEMENT OUATÉ

AU POINT DE VUE

DE LA CHIRURGIE D'ARMÉE

La recherche du meilleur mode de pansement des plaies est certainement un des plus graves et des plus utiles problèmes qui puissent s'offrir aux méditations des chirurgiens. Nul, en effet, n'importe davantage à la pratique journalière, et n'est susceptible d'exercer plus d'influence sur ses résultats. C'est ce que les chirurgiens ont compris de tout temps. Aussi, nombreux sont les travaux que ce sujet a inspirés, et fréquentes les discussions auxquelles il a donné lieu au sein des sociétés savantes; autant de témoignages, sinon du succès des efforts tentés pour l'éclairer, du moins des constantes préoccupations dont il est l'objet. Mais si tous ces efforts ont tous un but commun, il s'en faut que les principes qui les ont dirigés aient eu une base unique. De là des méthodes diverses et même opposées de traitement, selon le point vue où chacun s'est placé. Nous n'avons pas à les rappeler ici.

Envisagés au point de vue de la chirurgie d'armée, les modes de pansements qui, depuis ces dernières années, se sont partagé les faveurs des chirurgiens, n'ont pas tous une égale valeur. Les pansements de M. Lister et de M. Verneuil, par exemple, ont sans doute une efficacité notoire, mais nécessitent des renouvellements fréquents, surtout au début, et sont par cela même peu compatibles avec les exigences d'une armée en campagne. Les autres modes de pansements antiseptiques comptent tous plus ou moins de succès en temps ordinaire; celui de M. Boinet, avec la liqueur iodo-tannique, en a même procuré pendant le siége de Paris et sous la Commune. Mais, d'une manière générale, l'expérience de la dernière guerre a démontré leur insuffisance dans les grands rassemblements de blessés.

Quant au pansement *ouvert* (offène Wundbehandlung), très-répandu en Allemagne, en Autriche et en Russie, il exige autour des plaies des soins constants de propreté, impossibles à assurer dans les ambulances encombrées, ou en mouvement. Il ne procure, du reste, par lui-même aucune immobilité aux organes blessés, et exclut par conséquent les tentatives de conservation des membres atteints de fractures compliquées de plaies, auxquels le repos absolu est indispensable. Ce n'est donc guère qu'à titre de pansement d'exception et de nécessité qu'il semble destiné à intervenir en guerre, c'est-à-dire quand on serait dénué de toute autre ressource.

Je ne fais qu'indiquer, mais pour les rejeter, les appareils à aspiration continue, qui ne sauraient convenir à l'armée. Mieux vaudrait la succion, pratique fort ancienne, bonne du reste, mais impraticable en campagne sur une grande échelle. Les inconvénients de la succion à côté d'avantages réels l'ont, du reste, fait abandonner depuis longtemps.

Tout autre est le rôle que l'avenir réserve, je l'espère, au bandage ouaté ; car, à une efficacité déjà éprouvée dans des circonstances de guerre, il joint des qualités spéciales, dignes d'une grande attention. Ce sont :

1° La simplicité des éléments qui le composent ;

2° La facilité qu'il procurerait aux blessés de supporter des transports lointains, d'où chances plus grandes de guérison pour les amputés, et possibilité de tenter dans de bonnes conditions de succès la conservation de membres qui, sans cette ressource, devraient pour la plupart être sacrifiés.

. 3° La variété des usages auxquels il se prête ; qualité qui permettrait d'en faire un pansement uniforme dans presque tous les cas de blessures de guerre et autres lésions d'origine commune.

4° L'économie de temps qu'il ménagerait au chirurgien et à ses aides, au profit des autres blessés.

Tels sont les principaux avantages de ce mode de pansement, que je me propose de mettre en relief dans ce travail. Mais d'abord rappelons-en succinctement l'historique.

C'est pendant le premier siége de Paris, en 1870, que l'auteur, en désespoir de ses insuccès presque constants à l'hôpital Saint-Louis (19 décès sur 20 amputés), en conçut la première idée. De semblables désastres chirurgicaux, on le sait, s'observaient alors non-seulement à Paris, mais sur presque tous les points du territoire français où se trouvaient réunis un certain nombre de blessés. Tristes effets de la septicémie engendrée par ses causes habituelles : encombrement, insalubrité des milieux, misère, fatigue excessive, rigueur de la saison, démoralisation des malades, gravité des plaies, fréquence des lésions osseuses, imperfection des modes de pansements employés, impureté des objets servant à laver et à panser les plaies, etc. L'impuissance chirurgicale était telle devant le fléau septique, que chacun se renfermait dans l'expectation, et n'intervenait qu'avec une extrême réserve, trop justifiée.

M. A. Guérin s'inspirant alors des idées de M. Pasteur sur l'origine de la fermentation dans les micro-organismes de l'air, des expériences de MM. Tyndall et Pasteur sur le pouvoir filtrant du coton, et s'étayant de sa propre doctrine sur l'infection purulente, imagina de protéger les plaies contre l'action nocive des germes animés de l'air, à l'aide d'une épaisse couche d'ouate. Vrai trait de lumière dont les conséquences furent des plus heureuses.

L'emploi de la ouate n'était cependant pas nouveau en chirurgie.

Les Indiens, au dire de Petit Radel (1), s'en servent au lieu de charpie pour le pansement des plaies.

Lombard la recommande pour les plaies des sujets scrofuleux, qui sont ainsi, dit-il (2), plutôt *maçonnés* que pansés.

---

(1) *Encyclopédie méthod.*, art. *Coton.*
(2) *Dictionn. des sciences méd.*, art. *Coton.*

Mayor **(1)** et Roux faisaient aussi usage du coton cardé. Percy (2) en parle également, mais pour le proscrire des pansements. Anderson de Glascow, le conseillait pour les brûlures. Châtelain (3), chirurgien militaire, avait, dès 1836, rappelé l'attention sur l'utilité de cette substance, et produit des observations à l'appui de son mémoire. Baudens se servait d'ouate pour la confection de son bandage à entorse du pied ; il en appliquait aussi une pincée sur la petite plaie résultant de l'opération du strabisme, qu'il pratiquait fréquemment. Burggræve, de Gand, avait fait de la ouate la base de ses appareils à compression élastique avec une enveloppe imperméable. Lister en appliquait sur les plaies, mais humectée avec de l'acide phénique pour détruire les germes de l'air.

La ouate était donc d'un usage déjà ancien et assez répandu en chirurgie. Mais la manière défectueuse dont elle était employée, n'ayant pas mis en évidence ses qualités essentielles, elle était, sans motif bien plausible, adoptée par les uns, rejetée par les autres, et considérée par tous comme un simple accessoire des pansements. C'est que personne n'avait encore songé à l'appliquer en masse compacte à la surface des plaies, pour leur servir de rempart contre les petits organismes de l'air (microbes de M. Sédillot).

Telle fut l'idée théorique qui fit franchir d'un bond à

---

(1) *Traité des bandages et appareils,* 1838.
(2) *Dictionn. des sciences méd.,* art. *Charpie.*
(3) *Recueil des mémoires de méd. et chirurg. milit.,* t. 39, 1re série.

M. A. Guérin toute la distance qui sépare.l'emploi empirique de la ouate de son application rationnelle.

Ce fut le premier décembre 1870 que ce chirurgien fit l'essai de son pansement à l'hôpital Saint-Martin, sur un soldat atteint, à l'avant-bras gauche, d'un coup de feu ayant produit une fracture comminutive du radius et ouvert l'articulation radio-carpienne ; blessure qui avait nécessité l'ablation de plusieurs esquilles et la résection de l'extrémité inférieure du radius (1). Le nouveau pansement eut un plein succès. Au mois de février 1871, M. A. Guérin obtenait un nouveau succès dans un cas d'amputation intra-malléolaire.

Les événements de la Commune lui procurèrent bientôt une occasion favorable de soumettre le bandage ouaté à une épreuve plus décisive ; celle-ci fut tout à son avantage.

41 grandes opérations pour traumatismes graves, suites de coup de feu, donnèrent 24 guérisons et 17 morts. Ces opérations se décomposent ainsi :

NOMBRE de cas.	GENRE DE MALADIES.	GUÉRISONS.	MORTS.
12	Amputation de cuisse...............................	6	6
11	Id., de jambe...............................	5	6
6	Id., de bras	5	1
4	Id., d'avant-bras............................	3	1
3	Désarticulation de l'épaule........................	3	»
5	Résection...................................	2	3
41	Totaux...................................	24	17

Soit en tout 24 guérisons sur 41 cas.

(1) Landrieux et Laloy, *Union méd.*, 28 janvier 1872.

Résultat remarquable, eu égard à ce qui s'observait dans les autres services, où l'on continuait à suivre les anciens errements. A Saint-Antoine, il y avait eu 16 décès sur 19 amputations ; 3 décès sur 3 résections ; 20 décès sur 25 tentatives de conservation de membres (1). A l'hôpital Rothschild, 4 amputés avaient donné 4 morts (2). A Lariboisière, 35 amputés, 33 morts ; au Grand-Hôtel (service de Nélaton), 70 opérés, 68 morts (3).

Le succès du pansement ouaté fit impression sur les chirurgiens de Paris. Plusieurs, MM. H. Larrey, Gosselin, Broca, Verneuil, entre autres, se rendirent à Saint-Louis pour en constater par eux-mêmes les résultats. La plupart en firent l'essai sur leurs malades, et en furent satisfaits. De Paris, ce mode de pansement ne tarda pas à se répandre en province. L'Angleterre, la Suisse, la Belgique, celle-ci surtout, l'accueillirent presque en même temps, et plusieurs chirurgiens (4) le rangèrent bientôt parmi les meilleurs.

AVANTAGES DU PANSEMENT OUATÉ, AU POINT DE VUE DE LA CHIRURGIE D'ARMÉE.

1° *Simplicité des éléments qui le composent.* — Ce bandage n'est, en effet, composé que de deux éléments : ouate

---

(1) Thèse de M. Farabœuf (1871).

(2) Thèse de M. Job (1871).

(3) M. Marey, chargé d'un service au Grand-Hôtel, prit les éponges dont Nélaton se servait pour les opérations, les imbiba d'eau distillée et les examina au microscope. Elles fourmillaient de vibrions. (M. L. Le fort, *Bulletin de l'Académie de médecine*, séance du 18 mars 1878).

(4) MM. Rouge, de Lausanne ; Soupart, de Gand ; Michaux, Debaisieux, de Louvain, etc.

et bandes. Mais il faut beaucoup de l'une et des autres ;
beaucoup plus qu'on ne le croit généralement, réserve
faite des chirurgiens qui, guidés par des vues théoriques
personnelles, emploient moins d'ouate et de bandes que
M. A. Guérin.

La ouate doit être blanche, de très-belle qualité, homo-
gène, vierge et exempte de toute souillure. On se servira de
préférence de celle qui n'a pas de surface gommée. Il importe qu'elle soit enveloppée avec soin, emmagasinée dans
un local spécial, en dehors des salles de malades et à distance des endroits d'où se dégagent des exhalaisons mal-
saines.

Quant aux bandes, elles seront en toile ; les neuves sont
préférables ayant plus de résistance, et chaque tour glissant
mieux sur celui qui précède, sous l'effort de la traction.

M. A. Guérin se sert exclusivement de bandes de toile
neuves épaisses, de 5 à 6 cent. 1/2 de largeur, sur 10 à 12
mètres de longueur. Il emploie de 500 grammes à 1 ou
2 kilos d'ouate et de 50, 100 à 150 mètres de bandes pour
un pansement de membre. Les additions ultérieures pour
l'entretien du bandage requièrent encore de nouvelle ouate
et de nouvelles bandes.

La quantité de matière du pansement ouaté est, pour une
armée en campagne, un inconvénient réel, dont il ne faut
ni exagérer ni affaiblir la portée. J'y reviendrai plus tard ;
supposons pour le moment cette difficulté vaincue et le mode
d'application du bandage connu. Qu'il me suffise de dire,
qu'une fois en place, il doit avoir la forme d'un énorme
manchon, triple environ du volume normal du membre,

une consistance très-ferme qui lui permette de résister à la pression du doigt, et, à la percussion, une résonnance qui rappelle celle de la cage thoracique d'un sujet emphysémateux.

On reconnaît qu'il est bien appliqué, s'il s'adapte exactement aux parties sous-jacentes ; si sa forme générale est régulière, son bout excentrique mousse, en capeline, son bout central escarpé, taillé à pic, laissant voir la ouate bien tassée, d'une épaisseur égale à celle du reste du bandage, et non amincie et mal contenue par les derniers jets de bande. Il faut, en outre, qu'une forte pression, un choc même exercé au niveau de la plaie, n'y détermine aucune douleur. Nous avons vu M. A. Guérin donner un coup de poing, *boxer*, comme il le disait pittoresquement à des assistants anglais, un moignon d'amputé, sans y causer de sensation désagréable.

Cette qualité isolante de l'appareil est précieuse entre toutes ; il importe de la lui conserver rigoureusement. Aussi trop d'ouate ne nuit jamais ; pas assez est un danger à différents titres.

Les enveloppements imperméables, obtenus avec du carton et des bandes amidonnées (Burggræve), des bandes dextrinées (Nélaton), ou silicatées (Ollier), doivent être exclus, à cause du vide qui ne tarde pas à se produire au-dessous de cette écorce inextensible ; d'où libre accès de l'air sur la plaie et défaut de compression élastique, qui dépossèdent l'appareil de ses qualités essentielles. On rejettera également les bandes en caoutchouc dont l'action continue, inégale et aveugle épuiserait bientôt l'élasticité de la ouate et rendrait le pansement dangereux. En un mot, ouate et bandes ordinaires, voilà à quoi se réduisent les éléments du bandage de M. A. Guérin.

2° *Facilité qu'il procurerait aux blessés de supporter des transports lointains*, d'où chances plus grandes de guérison pour les amputés, et possibilité de tenter dans de bonnes conditions de succès la conservation de membres qui, sans cette ressource, devraient pour la plupart être sacrifiés.

La facilité de transport qu'il procurerait aux blessés résulte des éléments qui le composent, et de la manière dont ils sont disposés pour la confection de ce mode de pansement, qui est une sorte d'emballage. Nous savons déjà qu'il assure à un membre amputé une protection suffisante pour rendre indolents une forte pression ou un choc au niveau de la plaie. Comme preuve nouvelle de l'innocuité des violences extérieures à travers le pansement ouaté, je citerai encore l'amputé de jambe de la 9ᵉ observation de M. Hervey (1), qui supporta sans le moindre accident une chute sur son moignon. Mais si, dans les conditions ordinaires, il est nécessaire d'ajouter de temps en temps de la ouate et des bandes pour conserver au bandage ses propriétés fondamentales, nul doute qu'en campagne, les vibrations et les cahots du véhicule où les blessés seraient installés, ne hâtent le relâchement des bandes ou le dérangement de l'ap-

---

(1) *Archiv. gén. de méd.* (1871-1872).

pareil, et n'imposent aux médecins, chargés des évacuations, une vigilance plus grande.

Quant au moment opportun d'évacuer les blessés pansés à la ouate, ou pourrait, sans danger, je pense, les mettre en route aussitôt après l'application du bandage, la fièvre traumatique étant peu sensible, et la douleur ordinairement insignifiante, s'il est bien fait et suffisamment garni de coton. Mieux vaudrait cependant, pour plus de sécurité, attendre le cinquième ou le sixième jour, c'est-à-dire la fin de la période fébrile. L'expérience, du reste, prononcera sur ce qu'on ne peut maintenant que préjuger par analogie ; elle nous ménage peut-être de grandes surprises.

De la possibilité d'évacuer les blessés dans des bonnes conditions, découlerait en faveur de ceux qui auraient subi de grandes opérations, une diminution notable des chances de mortalité, par le fait de leur éloignement du milieu toujours encombré et partant insalubre des ambulances, pour une installation plus favorable. Une autre conséquence très-importante de cet éloignement serait : 1° la simplification corrélative du service des ambulances, dont profiteraient les nouveaux blessés, et ceux que leur état exceptionnellement grave empêcherait d'évacuer ; 2° la disparition d'un élément considérable d'insalubrité des ambulances.

La chirurgie agissante ne serait pas seule à profiter des avantages du bandage ouaté. Nul doute que la chirurgie conservatrice n'y ait une large part. Sous ce rapport la méthode de M. A. Guérin, comme le pansement Lister, a réalisé un progrès d'un ordre supérieur, l'idéal de l'art étant de guérir sans mutilation ; car *amputer*, disait Hunter, c'est faire aveu d'impuissance. Il ne viendra certes à personne l'idée d'ériger le pansement ouaté en panacée, et de lui attribuer la prétention de rendre possible le désarmement de la chirurgie. Mais ceux qui, depuis ces dernières années, suivent avec attention les progrès de la thérapeutique, ont dû être frappés des conquêtes de la chirurgie conservatrice, de ses hardiesses, de ses témérités même, grâce aux procédés anti-septiques, au nombre desquels le bandage ouaté mérite de figurer au premier rang. Si donc il n'est point permis d'espérer que le chirurgien ne se trouve plus désormais dans la triste nécessité de sacrifier certains membres trop désorganisés pour être conservés, on est fondé à affirmer que les cas d'intervention deviendront de jour en jour plus rares, à mesure que la puissance de nos ressources actuelles sera mieux connue.

Je me plais à espérer que le pansement ouaté, en particulier, procurera aux chirurgiens militaires une nouvelle occasion de repousser le reproche injuste, qui leur a été souvent adressé, d'amputer des membres sans nécessité ; comme si la conservation, dans bien des cas, n'était pas plus périlleuse en campagne que l'amputation, étant donnés les moyens insuffisants dont ils disposent, l'insalubrité des ambulances et les imperfections du service dirigé d'après les anciens errements.

Avouons toutefois que la conservation des membres est dans les tendances de notre génération.

Il s'est en effet établi, dans ce sens, un courant très-accentué, sous l'impression de l'immense mortalité des opérés pendant les dernières guerres, et de la révolution que les résultats inespérés des pansements antiseptiques ont opérée dans les esprits. Citer les chirurgiens qui, en France, se sont ralliés à ce principe, serait les énumérer presque tous.

Ces dispositions conservatrices, loin d'être nouvelles, ont des racines jusque dans l'antiquité. Les anciens, en effet, impuissants à maîtriser les hémorrhagies à la suite des amputations, ne se hasardaient guère à couper dans le vif que les orteils et les doigts (1). Quant à l'ablation des gros membres, ils ne la faisaient qu'en cas de sphacèle, l'indication d'y procéder préventivement dans le but de prévenir cette terminaison, n'existant pas pour eux; encore coupaient-ils dans la jointure située au-dessous de la limite supérieure du mal, en ayant grand soin de ne blesser aucune partie vive (2). Ainsi procédait Hippocrate. Quatre siècles plus tard, Celse (3) prescrit, au contraire, d'empiéter plutôt dans le vif que de laisser des parties malades; ce qui autorise à penser que la ligature des vaisseaux, qu'il connaissait (4), n'était pas étrangère à ce conseil hardi. La chose reste douteuse, car Archigène, Héliodore, Léonidès, Galien, qui vécurent quelques années après lui, ne mentionnent que la compression et la cautérisation, comme moyen d'hémostase

(1) *Hipp.*, trad. Littré, t. IV, sect. 68, p. 283.
(2) *Id.*, *id.*, t. IV, sect. 69, p. 285.
(3) *Celse*, liv. VII, ch. XXXIII.
(4) *Id.*, liv. V, ch. XXVI, § 21.

après l'amputation. Telle fut aussi la pratique des chirurgiens pendant une longue série de siècles, et celle des
Arabes et des Arabistes. On comprend ainsi la réserve des
chirurgiens, à l'endroit des grandes sections de membres,
et l'abus qu'ils en firent, lorsqu'Ambroise Paré leur eut
appris à arrêter l'hémorrhagie dans les amputations, à
l'aide de la ligature des vaisseaux.

Vers le milieu du xviii° siècle, surgit contre cette chirurgie par trop active une réaction à la tête de laquelle se
firent remarquer, Delamotte, Boucher, Bagieu et plusieurs
autres membres de l'Académie de chirurgie. Bilguer surtout, en Allemagne, se déclara partisan absolu de la conservation des membres. Ces idées perdirent du terrain pendant les guerres de la République et de l'Empire, bien que
D. Larrey (1), avec son appareil inamovible et ses pansements rares, eût conservé un grand nombre de membres
qui eussent été sacrifiés par les chirurgiens du commence-
ment du xviii° siècle. Elles reprirent de nouveau faveur à
la suite des événements de 1830 et 1848 sous le patronage de
Velpeau qui disait à l'Académie (2) : « Plus je vieillis, moins
j'ampute » ; de Malgaigne, de M. H. Larrey, etc. Après une
nouvelle éclipse, la conservation est heureusement revenue
à l'ordre du jour, grâce à la puissance des pansements antiseptiques. Espérons, cette fois, que ce retour sera définitif.
Le Lister a déjà fait ses preuves ; outre les résultats connus

---

(1) *Clin. chirurg.*, t. III, p. 425.
(2) *Acad. de méd.*, séance du 12 septembre 1848.

de son auteur, nous avons la récente statistique de Wolk-
mann de Halle (1) : 75 cas de fractures compliquées de
plaies, traitées par la méthode de Lister, toutes guéries par
la conservation. En France, plusieurs chirurgiens, MM. Pa-
nas, Lucas-Championnière, Guyon, Ledentu, etc., particulièrement ont aussi fait connaître de fort beaux cas de guérison par ce moyen.

Le bandage ouaté, émule du Lister, possède également
à son actif un chiffre imposant de succès par la conservation.
Ces faits sont les uns connus, les autres inédits. Le tableau suivant renferme un certain nombre des uns et des
autres (2).

---

(1) *Sammlung klinischer Vortroege*, nᵒˢ 1117, 1118 du 29 août 1877.

(2) Au moment où je corrige ces épreuves, je reçois de M. le Dʳ Gros-
Claude, médecin-major au 74ᵉ de ligne à Elbeuf, plusieurs observations
de blessures et opérations graves traitées à la ouate, et tirées de la pratique de MM. les Dʳˢ Bertrand et Meyer, médecins de la ville, ainsi que
de la sienne propre. Les résultats sont très-favorables à ce mode de
pansement, surtout contre la résorption purulente ; mais le tétanos lui
résiste.

Je regrette de n'avoir pu faire figurer ces nouveaux faits sur
tableau ci-après.

| | | | THÈSE DE | | | |
GENRE DE MALADIES.	M. Blanchard, 1874.	M. Combes, 1874.	M. Lassalle, 1874.	M. Nolle, 1873.	M. R. Hervey, 1874.	M. Poussin, 1875.	M. Blanc, 1876.
Plaie pénétrante du coude	»	»	»	»	1	1	»
Id., id., id., avec lésion osseuse	1	»	»	»	1	»	»
Luxation du coude avec plaie	»	»	»	»	»	»	»
Plaie pénétrante du poignet avec lésion osseuse	1	»	»	»	»	»	»
Id., id., id., id., artérielle et tendineuse	»	»	»	1	»	»	»
Plaie pénétrante du carpe et fusées purulentes le long des extenseurs	»	»	»	»	»	»	»
Plaie articulaire de doigt	»	1	2	2	»	»	»
Id., id., id., avec lésion osseuse	»	»	»	»	»	»	»
Id., id., id., et ouverture de la gaîne des tendons fléchisseurs	»	»	1	1	»	»	»
Ouverture des gaînes tendineuses des doigts	»	»	»	»	»	»	»
Plaie pénétrante du genou	»	»	1	1	1	1	»
Id., id., id., avec lésion osseuse	»	»	»	»	»	»	»
Id., id., de l'articulation tibio-tarsienne	»	»	»	1	»	»	»
Id., id., de l'articulation tibio-tarsienne avec lésion osseuse	»	»	2	1	6	2	»
Plaie articulaire d'orteil	»	»	1	»	»	»	»
Fracture de l'acronium avec vaste plaie	1	»	»	»	»	»	»
Id., de bras avec plaie	»	1	»	»	1	»	»
Id., d'avant-bras avec plaie	1	»	»	»	1	»	»
Ecrasement de la main	1	»	»	»	»	»	»
Id., id., du poignet et fracture de l'humérus	»	»	»	»	1	»	»
Ecrasement de la main et fracture du cubitus avec plaie	»	»	»	»	»	»	»
Ecrasement de doigt	4	1	»	»	»	»	»
Arrachement de doigts	»	»	»	»	»	»	»
Fracture de métacarpien avec plaie	1	1	»	»	1	»	»
Id., de doigt avec plaie	»	1	»	»	1	»	»
Id., de cuisse	»	»	»	»	»	»	»
Id., id., avec plaie	»	»	»	»	»	»	»
Id., de jambe	»	»	»	»	»	»	»
Id., id., avec plaie	»	1	»	»	»	»	»
Id., id., id., et résection de fragments	»	»	»	»	1	»	»
Fracture de jambe, de métatarsien avec plaie	»	»	»	»	1	»	»
Ecrasement d'orteil	1	»	»	»	»	»	»
Id., du talon	»	»	»	»	»	»	»
Vaste plaie de l'aisselle avec lésion veineuse et nerveuse	»	»	»	»	1	»	»
A reporter	11	6	7	7	17	4	»

				FAITS DE									
M. Suryot, 1877.	M. Mouton, 1877.	M. Vétu, 1878.	Hôpital militaire de Vincennes.	M. Terrillon, 1876, inédits.	M. A. Guérin, 1874-1879, Académie de médecine, 1878, et inédits.	M. S. Duplay, 1877-1878, inédits.	M. Berger, Société de chirurgie, 1878.	M. R. Hervey, 1878, inédits.	Service de M. Verneuil, 1878-1879.	Nombre de cas.	Succès.	Insuccès.	Morts.
»	»	»	»	»	»	»	»	»	»	2	2	»	»
»	»	»	»	»	1	1	1	»	»	5	5	»	»
»	»	»	»	»	1	»	1	»	»	2	2	»	»
1	»	»	»	»	»	»	»	»	»	2	2	»	»
»	»	»	»	»	»	»	»	»	»	1	1	»	»
»	»	»	1	»	»	»	»	»	»	1	1	»	»
2	»	»	1	»	»	»	»	»	»	8	8	»	»
»	»	»	1	»	»	»	»	»	»	1	1	»	»
»	»	»	»	»	»	»	»	»	»	2	2	»	»
»	»	»	»	»	17	»	»	»	»	17	17	»	»
»	»	»	1	»	1	»	»	»	»	6	6	»	»
»	»	1	»	»	»	»	2	»	»	3	3	»	»
»	»	»	»	»	»	»	»	»	»	2	1	1	»
1	»	»	»	»	1	1	2	»	»	16	15	»	1
1	»	»	»	»	»	»	»	»	»	1	1	»	»
»	»	»	»	»	»	»	»	»	»	1	1	»	»
»	»	1	»	»	1	»	»	»	»	4	4	»	»
»	»	1	»	»	»	»	»	»	»	3	3	»	»
»	»	»	»	»	»	»	»	»	»	1	1	»	»
»	»	»	»	»	»	»	»	»	»	1	1	»	»
»	»	»	»	»	»	»	»	»	»	1	1	»	»
»	»	»	»	»	»	»	»	1	»	5	4	1	»
»	»	»	»	1	»	»	»	»	»	1	1	»	»
»	»	»	»	»	»	»	»	»	»	3	2	1	»
»	»	»	3	»	»	»	»	»	»	5	5	»	»
»	2	»	»	»	»	»	»	»	»	2	2	»	»
»	1	1	»	»	»	»	»	»	»	2	1	»	1
»	1	»	»	»	»	»	»	»	»	1	1	»	»
»	»	7	2	»	5	»	»	»	1	17	15	»	2
»	»	»	»	»	»	»	»	»	2	3	3	»	»
»	»	1	»	»	»	»	»	»	»	1	1	»	»
»	»	»	»	»	»	»	»	»	»	1	1	»	»
»	»	»	»	1	»	»	»	»	»	1	1	»	»
»	»	»	»	»	»	»	»	»	»	1	1	»	»
5	4	12	9	2	27	2	6	1	3	123	126	3	4

| | | THÈSE DE | | | | |
GENRE DE MALADIES.	M. BLANCHARD, 1871.	M. COMBES, 1871.	M. LASSALLE, 1871.	M. NOLLE, 1873.	M. R. HERVEY, 1874.	M. POUSSIN, 1875.	M. BLANC, 1876.
Report............	11	6	7	7	17	4	»
Vaste plaie du pli du bras avec lésion artérielle et nerveuse................	1	»	»	»	»	»	»
Plaie de la paume de la main avec lésion artérielle.	»	»	1	»	»	»	»
Plaie contuse de la paume de la main (accident de chassepot)................	»	»	»	»	»	»	»
Plaie contuse du genou................	»	»	»	»	»	»	»
Id., id., de la jambe avec lésion osseuse...	»	»	»	»	»	»	»
Id., id., id., avec ablation de parties molles................	»	»	»	»	»	»	»
Plaie contuse du pied avec lésion osseuse.......	»	»	»	»	1	»	»
Id., par arrachement de la plante du pied.....	»	»	»	»	1	»	»
Id., du dos du pied avec lésion osseuse et tendineuse................	»	»	»	»	1	»	»
Vaste ulcère variqueux de la jambe............	»	»	»	»	1	»	»
Tumeur blanche suppurée du poignet..........	»	»	»	»	»	»	2
Phlegmon diffus de l'avant-bras................	»	»	»	»	1	»	»
Synovite fongueuse des gaînes tendineuses.....	»	»	»	»	»	»	1
Brûlures................	»	»	»	»	»	»	»
TOTAUX................	12	6	8	7	22	4	3

(*) Le complément des faits de M. A. Guérin, de 1874 à 1879, se trouve dans la thèse

Il importait de donner la preuve de la valeur du pansement ouaté dans des lésions variées et graves des membres pouvant, dans bon nombre de cas, nécessiter l'amputation.

Cette preuve ressort suffisamment, je pense, des exemples rapportés ci-dessus, où je n'ai eu à relever que trois insuccès et quatre décès, deux par tétanos, un par choc traumatique à la suite d'une fracture double de cuisse compliquée de plaie et lésions multiples à la tête et au thorax, un par

| | | | FAITS DE | | | | | | | | | | |
M. Suryot, 1877.	M. Mouton, 1877.	M. Vétu, 1878.	Hôpital militaire de Vincennes.	M. Terrillon, 1876, inédits.	M. A. Guérin (*), 1874-1879, Académie de médecine, et inédits.	M. S. Duplay, 1877-1878, inédits.	M. Berger, Société de chirurgie, 1878.	M. R. Ervey, 1878, inédits.	Service de M. Verneuil, 1879.	Nombre de cas.	Succès.	Insuccès.	Morts.
5	4	12	9	2	27	2	6	1	3	123	126	3	4
»	»	»	»	»	»	»	»	»	»	1	1	»	»
»	»	»	»	»	»	»	»	»	»	1	1	»	»
»	»	»	1	»	»	»	»	»	»	1	1	»	»
»	»	1	1	»	»	»	»	»	»	2	2	»	»
»	»	»	3	»	»	»	»	»	»	3	3	»	»
»	»	»	»	»	1	»	»	»	»	1	1	»	»
»	»	»	»	»	»	»	»	»	»	1	1	»	»
»	»	»	»	»	»	»	»	»	»	1	1	»	»
»	»	»	»	»	»	»	»	»	»	1	1	»	»
»	»	»	»	»	»	»	»	»	»	1	1	»	»
»	»	»	»	»	»	»	»	»	»	2	2	»	»
»	»	»	»	»	»	»	»	»	»	1	1	»	»
»	»	»	»	»	»	»	»	»	»	1	1	»	»
»	»	»	4	»	»	»	»	»	»	4	4	»	»
5	4	13	18	2	28	2	6	1	3	144	137	3,	4

de M. Vétu, et sont compris dans les autres faits extraits de cette thèse.

érysipèle bronzé, ayant entraîné une mort rapide soit 2,77 0/0. A côté de cette longue liste de succès, on peut regretter de ne pas en voir une autre formée de faits malheureux. Il existe, en effet, plusieurs revers en dehors de ceux que j'ai signalés ; mais de même que tous les exemples heureux d'application du pansement ouaté n'ont pas été publiés, de même tous les cas où il a échoué ne sont pas connus. Ce travail eût donc été fort difficile à établir. Je n'y insisterai pas, malgré l'intérêt et l'utilité qu'eût offerts une histoire complète des revers du bandage ouaté.

Au surplus des faits négatifs, quel qu'en soit le nombre, ne sauraient avoir de valeur absolue contre des faits positifs, ceux-ci fussent-ils réduits à l'unité. Car le retour des circonstances qui l'auraient amenée étant susceptible de se reproduire à l'infini, ce qui était d'abord l'exception peut devenir la règle.

Appliqué à la chirurgie, ce principe consiste à entourer chaque malade de tous les éléments de guérison qui ont réussi chez un autre semblablement atteint.

Simple en apparence, cette pratique est en réalité des plus ardues ; les plus habiles seuls réussissent dans cet art.

La lecture des observations des blessés pansés à la ouate, qui figurent sur ce tableau, fait ressortir quelques qualités spéciales de ce mode de pansement, sur lesquelles il convient d'insister.

Il retarde la suppuration (1), la diminue notablement et l'empêche même souvent de se produire.

Cette qualité le rend extrêmement précieux pour le traitement local des grands traumatismes chirurgicaux et accidentels : amputations, résections, fractures compliquées, luxation avec plaie, plaies articulaires et tendineuses. On en a tiré un heureux parti pour tenter la réunion par première intention dans les amputations, et l'on a réussi (A. Guérin, Désormeaux, Cruveilhier, Marchand, Th. Anger, etc.).

---

(1) Thèse de M. Lebel, 1874.

Grâce à cette propriété, jointe aux vertus antiseptiques de la ouate, le chirurgien peut aujourd'hui aborder hardiment l'extraction directe des corps étrangers articulaires, et vider largement et à ciel ouvert les kystes synoviaux de leur contenu; opérations redoutées, que la saine chirurgie avait à peu près abandonnées depuis plusieurs années. Exemples : 1 cas de kyste synovial du poignet, dit *kyste de Dupuytren*, opéré cette année (1878) à la Pitié, par M. Verneuil et guéri;

9 cas de corps étranger du genou opérés et guéris :

1 par M. Tillaux (1); 2 par M. A. Guérin (2); 1 par M. Verneuil (3); 1 par M. Gilette (4); 1 par M. Ehrmann (5), de Mulhouse (ce dernier était une balle de plomb); 2 par M. Paquet, de Lille; 1 par M. Chipault, d'Orléans (6).

Cette propriété, essentiellement antiphlogistique, permet aussi de retarder, avec avantages pour le blessé et pour le chirurgien, des opérations actuellement contre-indiquées par l'état du sujet (7).

Le bandage ouaté affaiblit mécaniquement la contraction musculaire, par la compression qu'il exerce.

M. Broca, mis accidentellement sur la voie de cette pro-

---

(1) *Bulletin de thérapeutique*, 15 mars 1872.

(2) Thèse de M. Bernard, 1877, pour un cas ; l'autre, encore inédit, est du 25 juillet 1578.

(3) *Bulletin de l'Acad. de méd.*, 2 juillet 1878; *Bulletin de la Société de chirur.*, 6 novembre 1878.

(4-5) *Bulletin de la Société de chirur.*, 6 et 20 nov. 1878.

(6) *Bulletin de la Société de chirur.*, 13 novembre 1878.

(7) Thèse de M. Mouton, 1877.

priété, dans une fracture oblique du fémur avec plaie et chevauchement des fragments (1), entreprit à ce sujet des expériences dont les résultats, consignés dans les thèses de ses élèves (2), font entrevoir de nouvelles et utiles applications du bandage ouaté, pour le traitement des fractures simples ou compliquées, difficiles à réduire et à maintenir réduites.

3° *Variété des usages auxquels se prête le bandage ouaté.* — M. A. Guérin n'emploie, dans son service, que la ouate pour tous les premiers pansements des plaies simples et compliquées, quels qu'en soient le siége et l'origine. Quand, sous son action, les surfaces cruentées sont devenues granuleuses, superficielles, il substitue des bandelettes de diachylon à la ouate, ou ne fait que des demi-pansements ouatés. En temps ordinaire, beaucoup de petites plaies par instruments tranchants ou piquants peuvent se passer de ouate et se trouvent tout aussi bien d'un bandage occlusif au diachylon ou à la baudruche collodionnée. Soit dit pour ne pas compromettre le pansement de M. A. Guérin, par une extension abusive de son emploi.

Mais, en campagne, sur un champ de bataille où l'on a un intérêt capital à tout simplifier, le bandage ouaté pourrait, dans la majorité des cas, servir de pansement uniforme pour les blessures, les opérations qu'elles nécessitent, les accidents d'origine commune qui réclament un solide appa-

---

(1) Thèse de M. Mouton, 1877.
(2) Thèses de MM. Mouton et Millié, 1877.

reil contentif, les brûlures. Celles-ci sont d'ailleurs justiciables au premier chef de ce mode de pansement, auquel M. A. Guérin attribue le pouvoir de lutter efficacement contre la rétractibilité cicatricielle, suite inévitable des brûlures profondes, et source de tant d'infirmités. On comprend, à ces divers points de vue, quels services la ouate rendrait aux chirurgiens, qui auraient ainsi tout prêt, sous la main, un excellent pansement applicable à la plupart des lésions qu'ils auraient à traiter.

Je ne fais ici qu'indiquer, sans y insister, les utiles applications du bandage ouaté aux phlegmons diffus, aux abcès froids, aux arthrites suppurées ou fongueuses, aux ulcères chroniques, etc. (1).

4° *Économie de temps qu'il ménagerait au chirurgien et à ses aides, au profit des autres blessés.* — Les pansements dits *simples* absorbent beaucoup de temps pour leur préparation et leur application méthodique. Ils demandent aussi des renouvellements fréquents.

Le grand avantage du bandage ouaté, c'est, s'il est bien disposé, de pouvoir rester en place jusqu'à une époque voisine de la guérison. De là une énorme économie de temps qui assurerait aux blessés des secours prompts et efficaces avec un personnel bien exercé à son application.

---

(1) Voir in *Progrès médical*, janv. et fév. 1879, le travail de MM. Weiss et Raymond, sur le pansement ouaté : *Résultats obtenus par M. A. Guérin à l'Hôtel-Dieu, pendant l'année* 1876.

RÉGIONS DU CORPS LES PLUS FAVORABLES A L'EMPLOI DU PANSEMENT OUATÉ.

Le pansement ouaté est appliqué par son auteur sur toutes les régions du corps atteintes de plaies accidentelles ou chirurgicales : tête, cou, tronc, bourses, membres. On peut même, au lieu de l'enveloppement partiel d'une région ou d'un membre, comprendre le corps entier dans un immense bandage ouaté. C'est ce que j'ai vu faire, l'an passé, à la Pitié (service de M. Verneuil), chez un homme atteint de tétanos, auquel on se proposait de procurer une sudation permanente, sans refroidissement possible. Les brûlures peuvent parfois nécessiter aussi cette généralisation du pansement ouaté. On laisse libres, bien entendu, les parties qui répondent aux orifices naturels.

Les membres, cependant, sont particulièrement favorables au bandage ouaté. Ici encore il y a des différences. La racine des membres s'y prête moins bien, celle du bras parce que le pansement doit entourer et comprimer la poitrine, d'où source de gêne pour la respiration; celle de la cuisse à cause du voisinage des régions anales et génitales, dont les excrétions souillent le bandage et rendent très-difficile son entretien (1). Malgré ces inconvénients, le pansement ouaté

---

(1) M. Th. Anger, au contraire, dans une communication récente à la Société de chirurgie (séance du 25 février 1879), a émis l'opinion que, grâce à la disposition favorable des parties molles autour du fémur et de l'humérus, les amputations de cuisse et de bras étaient les seules qui se prêtassent à l'emploi de la ouate.

Les nombreux succès du bandage ouaté après des amputations d'avant-bras et de jambe, aujourd'hui connus, contredisent cette opinion exclusive.

réussit fort bien, même sur ces régions. Exemples : les succès de désarticulation et de résection de l'épaule, de conservation de bras et de cuisses pour fractures compliquées
de plaies, d'amputation de cuisse. M. Tillaux a même obtenu, par ce mode de pansement, une guérison de désarticulation coxo-fémorale chez une jeune fille de treize ans
(Obs. IX, thèse de M. Hervey).

Voici quelques faits à l'appui de l'efficacité du pansement
ouaté à la tête, au thorax et à l'abdomen :

1° J'ai vu, cette année (1878), à l'Hôtel-Dieu (service de M. A. Guérin),
un homme, déménageur de profession, qui, le 1er avril, tomba dans les
rues, près de sa voiture, dont une roue lui frôla, le côté gauche du
front et y causa une longue plaie contuse demi-circulaire. Cette plaie
commençait à l'extrémité interne du sourcil gauche, remontait vers le
front en s'inclinant légèrement à gauche, et se perdait en arrière dans la
région pariétale en formant un grand lambeau détaché, à base inférieure.
En l'absence de M. A. Guérin, on procéda à la suture et au drainage
de ce lambeau, moyens qui ne réussirent pas. L'apparition d'un érysipèle obligea même à enlever drain et sutures. Malgré cette complication,
M. A. Guérin n'hésita pas à appliquer son bandage, après lavage antiseptique de la plaie et de toute la tête. La réussite fut complète. Quinze
jours plus tard, la cicatrisation était terminée. Il ne restait de cet accident, qu'un phénomène assez fréquent des plaies de cette région ; c'était
un analgésie sur le trajet du nerf frontal interne.
Trois autres malades, actuellement à l'Hôtel-Dieu, dans le même service, pour de larges et profondes plaies contuses de la tête, avec dénudation du crâne, ont été traités de la même manière et sont en voie de
guérison. Le prompt bourgeonnement des os dépouillés de périoste,
sous le bandage ouaté est chose fort curieuse et digne de remarque.
2° M. Verneuil a raconté cette année (1878), dans une de ses leçons
cliniques, le fait suivant : Un peintre en bâtiment, perché au haut d'une
échelle, qui était appuyée sur la devanture d'une boutique de boucher,
glissa par accident le long de cette échelle. Dans sa chute, il fut arrêté par un crochet scellé au mur, qui pénétra dans un espace intercos-
tal, ressortit par un autre, et tint un instant ce malheureux suspendu

en l'air, jusqu'à ce que la côte ainsi saisie, cédât sous le poids du corps et se brisât.

Le blessé fut immédiatement transporté à la Pitié, dans un état des plus graves. On enveloppa aussitôt le tronc dans un épais bandage ouaté, et une guérison complète fut obtenue.

3° Plaie par éclat d'obus, chez un enfant de neuf ans (24 mai 1871), fracture de l'os iliaque, ablation d'une grande partie de la paroi abdominale, contusion du grand trochanter, pansement ouaté, guérison (Hôp. Saint-Louis, service de M. A. Guérin, thèse de Hervey, obs. XLI).

4° Plaie pénétrante de l'abdomen avec issue de l'épiploon, par coup de couteau, sur un enfant de 14 ans ; pansement ouaté, guérison (Hôtel-Dieu, service de M. A. Guérin, fait inédit, extrait d'une observation de M. Poulin, interne).

5° Plaie pénétrante du côté gauche du thorax, à la région du cœur, par un coup de revolver ; fracture de côte ; projectile retiré secondairement en arrière, en dehors de l'angle de l'omoplate ; tentative de suicide. Pansement ouaté pyopneumo-thorax ; suppuration très-abondante, pus sans odeur fétide ; guérison (malade encore à l'Hôtel-Dieu).

OBJECTIONS GÉNÉRALES ADRESSÉES AU PANSEMENT OUATÉ.

Nous allons passer en revue et chercher à réfuter les principales objections adressées au pansement ouaté.

1° *La plaie est soustraite à la vue pendant plusieurs jours*, il devient dès lors impossible d'en surveiller la marche et de remplir à propos les indications nouvelles qui peuvent se présenter.

L'expérience a appris que cette préoccupation est mal fondée. Tant que le malade ne souffre pas, que l'appareil demeure bien fait et n'est pas souillé de pus, qu'il n'y a point de fièvre, que l'appétit se maintient, que les nuits sont bonnes, que toutes les fonctions s'exécutent régulièrement, l'état général garantit l'état local. Découvrir prématurément une plaie pour le simple désir de la voir, d'en vérifier l'état, est inutile et peut devenir dangereux, en troublant le travail de cicatrisation et exposant la surface suppurante à l'influence parfois meurtrière du milieu.

Certains malades témoignent parfois de ces impatiences, ayant de la peine à se laisser convaincre qu'une plaie puisse guérir, sans un examen quotidien. Quelques-uns même, plus inquiets, dérangent leur pansement pour la voir s'il est possible, ou du moins la toucher du doigt, ce qui a quelquefois causé des accidents graves. Il est du devoir du chirurgien de résister à ces sollicitations. S'il a pu, dans quelques cas, y condescendre sans inconvénient, il a eu, dans d'autres, le regret d'avoir exposé les jours du blessé.

Un appareil bien fait doit rester en place, s'il ne survient aucun accident, jusqu'au moment présumé ou du moins voisin de la guérison. Il importe en tous cas de ne lever le premier pansement, que lorsqu'on a franchi la période où les plaies sont le plus exposées aux complications septiques.

2° *Hémorrhagies.* — S'il se produit une hémorrhagie, sous cette épaisseur d'ouate, comment la reconnaître assez tôt pour y remédier à temps?

On s'effraye bien à tort de cet accident, possible d'ailleurs, mais rare, si l'hémostase a été exactement faite, à moins d'hémorrhagie secondaire, suite de cachexie, de lésion artérielle ou d'athérôme.

Le sang, en effet, quelque peu qu'il s'en écoule, traverse les couches d'ouate et apparaît à l'extérieur, vers l'endroit le plus déclive, avec une rapidité surprenante, qui tient à ce qu'il conserve sa limpidité sous la ouate.

La surveillance suffit donc pour prévenir à propos le chirurgien du danger qui menace le blessé, la ouate ne créant pas plus de difficultés que tout autre mode de pansement pour l'application des moyens hémostastiques.

L'apparition du sang à l'extérieur, n'est pas d'ailleurs une preuve absolue d'hémorrhagie actuelle. Ce sang, s'il s'agit d'une fracture comprimée de plaie, pouvant n'être que celui qui, après l'accident, était infiltré au loin, entre les lames du tissu conjonctif, dans les interstices musculaires, le long des gaînes tendineuses et vasculaires, et qui, expulsé par la compression élastique, s'est répandu dans ll feutrage de la ouate. C'est même là un des effets les plus curieux du bandage ouaté. Si bien que 24 ou 48 heures suffisent pour changer l'aspect d'un membre atteint de fracas osseux avec plaie, et désarmer le chirurgien tout d'abord disposé à une intervention active. On lit dans le Mémoire de M. Hervey (1874, p. 90), l'histoire d'un malade de M. Verneuil, chez qui ce phénomène se produisit avec la plus grande évidence, et à la grande surprise de ce chirurgien.

On ne doit pas conclure de l'existence de tâches rutilantes sur l'appareil, à une hémorrhagie impliquant une action chirurgicale urgente. Car ce sang, bien que la source en soit tarie, peut avoir conservé sa rutilance sous la ouate, comme dans l'exemple suivant : Une femme du service de M. A. Guérin, à l'hôpital Saint-Louis, avait subi l'amputation Chopart. L'appareil fut défait le neuvième jour, et l'on constata que le sang avait conservé une coloration si vermeille, si rutilante, qu'un moment les assistants pensèrent que les tractions faites en enlevant le bandage avaient déterminé une hémorrhagie.

M. Hervey, qui rapporte ce fait dans son Mémoire (p.87), en signale un autre semblable, dû à M. Moutard-Martin, et dans lequel on crut à une vraie hémorrhagie.

Cette intégrité du sang sous l'appareil ouaté est un phénomène non-seulement intéressant, mais utile à connaître pour éviter les méprises. Il avait été noté par Lister sous de la ouate imprégnée d'une substance antiseptique.

L'état général du blessé, le pouls, la température, sont de bons guides pour discerner s'il y a réellement ou non hémorrhagie. Dans le doute, on peut ouvrir l'appareil avec précaution pour examiner ce qu'il en est ; et, selon le cas, se borner à rènouveler les couches extérieures d'ouate, après désinfection de celles qui adhèrent immédiatement à la plaie, ou appliquer un autre bandage entier, après avoir rempli les indications réclamées par l'écoulement de sang.

3° *Le bandage ouaté retarde la cicatrisation des plaies et la consolidation des fractures.*—Cette objection ne paraît pas reposer sur une observation bien rigoureuse des faits, les vastes traumatismes exigeant toujours un temps assez long pour arriver à guérison.

On sait d'ailleurs par des exemples aujourd'hui assez nombreux, que la réunion immédiate des plaies d'amputation peut être obtenue avec ce bandage. D'autre part, on a vu des fractures de membres compliquées de plaies et pansées à la ouate (1), guérir tout aussi vite que des fractures

---

(1) Thèse de M. Vétu, p. 26, 1878.

simples. On a également la preuve directe que le pansement ouaté, substitué à un autre sous l'action duquel la cicatrisation était lente, a manifestement hâté ou déterminé la guérison. Entre autres faits, je citerai celui d'un amputé du bras droit, d'une cinquantaine d'années, du service de M. Tillaux, à l'hôpital Lariboisière (1877). La plaie pansée à l'alcool à 90°, avait bon aspect, mais suppurait abondamment, restait stationnaire et affaiblissait visiblement le malade. Le bandage ouaté, appliqué dans ces conditions, décida promptement de la guérison.

Les seules plaies ainsi pansées dont la guérison paraisse lente sont celles où précisément on ne recherche pas la guérison rapide, comme dans les amputations de membres ou de seins, sans réunion immédiate. Mais, dans ces cas même, on peut obtenir de promptes guérisons par la réunion secondaire, dès que toute la surface traumatique est bourgeonnante, si les ligatures en fil sont tombées, ou ont été faites au catgut. M. Berger, qui applique avec prédilection le pansement ouaté sur ses opérés, m'a dit devoir à ce procédé de très-beaux succès.

On n'est donc pas fondé à imputer au bandage ouaté les retards de cicatrisation des plaies et de consolidation des fractures. Ce reproche fût-il mérité, que l'inconvénient d'un léger retard, ne saurait être mis en balance avec l'importance du résultat, le but étant non de guérir vite, mais sûrement.

4° *La compression du bandage augmente la douleur.* — Cet effet ne peut se produire qu'avec un bandage mal fait ou maigre en coton, un des avantages les plus immédiats du pansement ouaté étant, au contraire, de la faire cesser promptement. « Au bout de quelques heures, dit M. Verneuil, les blessés ne souffrent plus. » Ainsi se passent aussi les choses pour les brûlures. C'est un fait connu depuis longtemps.

5° *Mortification des lambeaux, sphacèle du membre : issue de l'os entre les lambeaux ou à travers les chairs.* — La mortification des lambeaux s'observe surtout après des négligences dans la confection du bandage, quand les chairs appliquées sur la surface de section de l'os, y sont fortement comprimées, sans l'intermédiaire d'une épaisseur suffisante d'ouate.

Cet accident peut aussi résulter d'un vice opératoire, de la nature du traumatisme (plaies d'armes à feu, par éclat d'obus, ou gros projectiles, broiement des membres par un corps lourd), ou d'un état diathésique (diabète, alcoolisme, etc.). Toutes ces particularités doivent être bien appréciées pour ne pas incriminer à tort le pansement ouaté, par l'application du sophisme : « *Post hoc, ergo propter hoc.* »

Le sphacèle du membre a été observé à la suite de tentatives de conservation, par le bandage ouaté, de fractures compliquées de plaies. Dans ces cas, le nature du traumatisme, un état diathésique, la lésion de gros troncs vasculaires ont, le plus souvent, expliqué cette funeste complication. Il est peu d'exemples, où celle-ci soit imputable à la seule compression exercée par le bandage, en le supposant bien fait, et appliqué, après vérification préalable de l'intégrité de la circulation dans tout le membre, point capital de pratique, dont l'inobservance peut avoir les plus graves conséquences.

Quant à l'issue de l'os entre les lambeaux, observée par Dolbeau sur un de ses opérés, ou à travers les chairs, après réunion des lèvres de la plaie, cet accident s'est produit sous d'autres méthodes de pansement, et ne saurait en conséquence être imputé spécialement au bandage ouaté.

Il doit néanmoins être présent à l'esprit, comme possible, surtout dans les tentatives de réunion immédiate.

6° *Lymphites, abcès, décollements, fusées purulentes, érythèmes.*— Les lymphites sont extrêmement rares sous le pansement ouaté, si l'on a eu le soin de bien laver la plaie avec un liquide désinfectant. Ces précautions, sont-elles négligées, ou l'appareil est-il défectueux? Divers accidents sont à craindre : lymphites, inflammations, empâtements, phlegmons, abcès, décollements, fusées purulentes, dégénérescence des plaies, suppuration abondante et fétide. Ils s'annoncent d'ordinaire par du malaise, de la douleur locale et une élévation de la courbe thermique, signes qui indiquent au chirurgien la nécessité d'ôter l'appareil et d'examiner la plaie. Mais, si le bandage ouaté a été méthodiquement appliqué, un abcès peut se former, s'ouvrir et guérir sous la ouate, des séquestres et des portions de membres sphacélés s'éliminer, dans le silence absolu de toute réaction générale.

Quant aux fusées purulentes, assez souvent observées, elles sont physiquement presque impossibles si la compression élastique est régulière et énergique. Burggræve qui, l'un des premiers, les a signalées, n'a dû les constater que sous des bandages à compression insuffisante.

Pour l'érythème, il se rencontre rarement sous l'appareil ouaté classique. Il est fréquent, au contraire, sous les bandages moins pourvus de ouate et moins compressifs.

7° *Le pansement ouaté ne garantit ni de l'érysipèle, ni de la pourriture d'hôpital, ni de l'infection purulente.*—L'érysipèle ne s'observe pas sous le pansement ouaté appliqué en dehors des salles et selon les règles formulées par M. A. Guérin. C'est ce que les chirurgiens, faisant usage de ce bandage, ont pu vérifier chez leurs malades. Ils ont aussi remarqué que les érysipèles, venus du dehors, ne se communiquaient pas aux malades voisins, affectés de plaies protégées par ce pansement.

Nous avons vu M. A. Guérin créer de temps en temps et à dessein ces sortes de voisinage, pour mieux démontrer l'efficacité de son bandage contre la contagiosité de l'érysipèle; et le résultat a toujours confirmé ses prévisions.

Ce chirurgien a été frappé également de la prompte disparition de l'érysipèle traumatique sous le bandage ouaté; fait à noter pour le traitement et l'étiologie de cette affection.

M. Poncet, de Lyon, a signalé la même immunité avec le pansement ouato-silicaté de M. Ollier.

L'occasion d'essayer le pansement ouaté au point de vue de la prophylaxie de la pourriture d'hôpital s'est très-rarement présentée. M. Combes (1) en signale un cas dans sa

____

(1) Thèse citée.

thèse (1). Mais, à Lyon, où elle a régné, en 1871, le bandage ouato-silicaté a eu une influence décisive, qui permet de préjuger celle du bandage de M. A. Guérin, en pareil cas.

Pour ce qui est de l'infection purulente, si l'on jugeait la méthode d'après ses premiers résultats, quoique relativement favorables (2), la question resterait indécise. Mais, en y regardant de près, on trouve que, sur 13 décès, par cette cause, 3 appartiennent à la période d'essai, d'imperfection du bandage ; les 10 autres échappent à sa responsabilité, les malades, qui étaient des blessés de la Commune, ayant été dispersés dans des services de médecine, où la surveillance de M. A. Guérin n'a pu s'exercer.

Les choses ne sont donc pas en réalité ce qu'elles paraissent tout d'abord. C'est ce qu'ont confirmé les résultats ultérieurs. Effectivement, MM. Soupart et Michaux, en Belgique, n'ont plus eu que deux décès (4,16 0/0) par pyohémie sur 48 cas (3) : M. Verneuil, 0 0/0 sur 17 grandes amputations (4) qui ont donné deux décès, étrangers à la pyohémie. M. A. Guérin également 0 0/0 par cette cause, depuis 1874, sur 33 grandes opérations qui se décomposent ainsi (5) :

----

(1) La preuve directe du pouvoir prophylactique du pansement ouaté existe aujourd'hui. Elle m'a été fournie par M. le Dr Girerd, dont les beaux résultats obtenus à Constantinople sur ses opérés sont consignés plus loin.

(2) Voir *Bull. de l'Acad. de méd.*, séance du 7 mai 1878.

(3) *Clin. chir. du profess. Soupart*, 1873, 1874, 1875, 1876, p. 115.

(4) *Archiv. de méd.*, mai 1878.

(5) *Bull. de l'Acad. de méd.*, séance du 7 mai 1878, et nouvelles opérations pratiquées dans le cours de l'année 1878.

Amputation Chopart. 1
   Id.   du 5ᵉ métatarsien. 1
   Id.   sus-malléolaire. 3
   Id.   de jambe. 6
   Id.   de cuisse. 3
   Id.   de doigt. 2
  Imputation du poignet. 1
   Id.   d'avant-bras. 1
   Id.   de bras. 2
Arrachement du pouce. 1
Résection du coude. 3
Résection du premier métatarsien. 1
Résection tibio-tarsienne. 1
Désarticulation scapulo-humérale. 1
Extraction d'un corps étranger du genou. 1
Opération de hernie étranglée. . . . . . . 5⁄

           Total. 33

Ces opérations ont été suivies de 4 décès pour causes autres que l'infection purulente.

Même immunité du pansement ouaté contre l'infection purulente, de 1874 à 1879, dans le service de M. A. Guérin, pour 34 cas de lésions traumatiques graves (1).

J'ai vu ce mode de pansement réussir à Lariboisière (service de M. Tillaux, année 1877), dans 1 résection de l'épaule, 1 amputation de bras, 1 amputation de jambe, 1 désarticulation tibio-tarsienne, 1 résection du corps de l'humérus avec suture osseuse métallique, pour une pseudarthrose, 1 brûlure profonde, par un éclat de fer rouge, à la partie antérieure de l'articulation tibio-tarsienne, proba-

____

(1) 28 figurent sur le grand tableau, colonne de M. A. Guérin, et 6 dans les faits de la thèse de M. Vétu.

blement pénétrante; et, à Saint-Louis (service de M. Duplay, année 1877), dans deux résections du coude.

Je lui dois moi-même, à l'hôpital de Vincennes, plusieurs succès pour lésions traumatiques, énoncées sur le tableau ainsi que pour quelques opérations : 1 amputation de deux doigts et d'une phalange, à la même main, 2 d'un doigt, 1 amputation de jambe, 1 évidement du cuboïde (succès incomplet), 3 ablations d'ongle incarné, avec matrice de l'ongle et chairs exubérantes jusqu'à l'os. Le fait le plus récent est une plaie pénétrante du genou, par un coup de couteau. Succès complet, sans le moindre accident. Je crois aussi devoir mentionner un malade, encore en traitement, atteint d'un vaste abcès froid de la cuisse gauche, s'étendant du grand trochanter au condyle externe du fémur. Cet abcès, ouvert et drainé en cinq endroits, au moment où il menaçait d'éclater en deux points, désinfecté avec de l'eau phéniquée au 1/20 et enveloppé d'une couche épaisse d'ouate, depuis le cas du genou jusqu'à la racine de la cuisse, n'a causé aucun accident, bien que l'opération remonte à un mois. La température oscille entre 37,2 le soir et 36,8° le matin, excepté au renouvellement du pansement, qui se fait tous les huit ou dix jours, où l'on constate une ascension momentanée de la courbe thermique. Excellent appétit, point de douleur, peu de pus, peu d'odeur, qu'on corrige, du reste, par deux ou trois pulvérisations phéniquées quotidiennes. L'observation intégrale de ce malade sera publiée ultérieurement.

Signalons encore les succès de M. Gosselin par le pansement ouaté, et annoncés par lui à l'Académie de médecine (1) dans 1 amputation de cuisse, 1 de jambe, 2 de Chopart, 1 d'avant-bras, 4 de doigts et d'orteils ; ainsi que 13 guérisons sur 13 amputations de membres, obtenues par M. Berger (2). M. Terrillon m'a également communiqué l'intéressante observation d'un amputé de cuisse, qu'il a guéri avec le pansement ouaté, bien que l'état de son malade se trouvât aggravé par un écrasement du talon de l'autre membre. Cet homme était tombé sous un train, dont les roues avaient passé sur ses jambes (3).

M. Th. Anger a, dans sa communication à la Société de chirurgie (4), mentionné huit guérisons sur dix amputations de cuisse, sans résorption purulente avec le pansement ouaté. M. le docteur Duménil de Rouen (5), publie actuellement dans la *Gazette hebdomadaire* un résumé de sa clinique chirurgicale depuis douze ans, où je trouve, avec le bandage ouaté : 6 amputations de cuisse, 6 guérisons ; 7 amputations de jambe, 7 guérisons ; 1 désarticulation tibio-tarsienne, 1 guérison incomplète.

M. Hervey a bien voulu m'informer qu'il avait récemment traité avec un plein succès, par le bandage ouaté, une amputation du poignet.

Un appoint des plus précieux à l'actif du pansement

(1) Séance du 5 février 1858.
(2) Renseignement personnel.
(3) Ce malade figura sur le tableau pour son écrasement du talon.
(4) Séance du 26 février 1879.
(5) 7 mars 1879.

ouaté pour des opérations nécessitées par de graves blessures de guerre, vient de m'être communiqué par M. le D^r
Girerd, chirurgien de l'ambulance de Beylerbey, pendant
la guerre russo-turque 1877-1878. Je transcris textuelle-
ment la note statistique qu'il a eu l'obligeance de m'a-
dresser :

A. Amputations.

> 2. Désarticulations de l'épaule. Réunion par première intention
> dans un cas; dans le second, la réunion était opérée dans
> les trois quarts de l'étendue de la plaie. Guérison.
>
> 1. Amputation du bras au tiers inférieur. Guéri.
> 2. Id. de l'avant-bras. Guéri.
> 10. Id. des métacarpiens. Tous guéris.
> 28. Id. de doigts. Tous guéris.
> 1. Id. de la cuisse, au tiers inférieur. Guéri.
> 1. Id. sus-malléolaire. Guéri.
> 1. Id. de Chopart. Mort le quatrième jour (1).
> 3. Id. de Lisfranc. Deux guérisons, un mort. Ce dernier
> est mort le treizième jour du typhus exanthématique.
>
> 15. Amputations de métatarsiens et de doigts de pieds. 1 mort,
> ce dernier a été atteint du mal de Bright quinze jours après
> l'amputation du gros orteil.

63 amputations, 3 morts.

B. Résections.

> 1. Résection de l'épine de l'omoplate, de sa partie sus-épineuse,
> de l'acromion, de l'apophyse caracoïde et de la moitié exté-
> rieure de la clavicule. J'ai quitté le service deux mois et
> demi après l'opération ; la guérison pouvait être considérée
> comme assurée. Il ne restait qu'une petite plaie simple.
>
> 2. Résections de l'angle inférieur de l'omoplate.

A rep., 3.

______

(1) Malade opéré en pleine pyohémie.

Report, 3.

1. Résection de la moitié externe de la clavicule.
2.   Id.   de la tête de l'humérus.
2.   Id.   de la diaphyse humérale.
1.   Id.   complète du coude.
1.   Id.   des condyles de l'humérus.
4.   Id.   du radius.
1.   ld.   du cubitus.
2.   Id.   du carpe.
7.   Id.   du métacarpe et des doigts.
2.   Id.   de la crête iliaque antérieure et supérieure.
1. Evidement du fémur.
2. Résections des métatarsiens.
2.   Id.   du tibia.
1.   Id.   du calcanéum.
———
32. Tous ont guéri.

Les résultats de M. Girerd se passent de commentaires. Ils confirment nos prévisions sur les services que le pansement ouaté est susceptible de rendre aux blessés de la guerre. Leur valeur ressortira mieux encore, si nous ajoutons, d'après les renseignements de ce distingué confrère, que les autres modes de pansement, employés sur d'autres blessés placés dans les mêmes conditions que les siens, ont eu peu de succès, et que ses opérés ont guéri, sous le pansement ouaté, malgré la pourriture d'hôpital et la pyohémie qui régnaient dans son ambulance sur les blessés pansés autrement (1).

____

(1) M. le professeur Verneuil a pratiqué, le 3 février 1879, l'opération suivante, qui peut passer pour une des plus graves de la chirurgie : Résection sous-périostée des extrémités inférieures du tibia et du péroné, ablation d'un fragment de tibia enclavé entre cet os et le péroné, abrasion du plateau supérieur de l'astragale, pour permettre de placer

Au total 264 opérations, à l'exclusion des 41 de la période d'essai, rapportées dans le cours de ce mémoire et pratiquées par différents chirurgiens, ont donné 2 décès par infection purulente, soit 0,75 0/0, et 11 décès par autres causes ; en tout 13 décès, soit 4,75 0/0.

En additionnant ces 264 opérations avec les 144 lésions qui composent le tableau et ayant fourni 4 décès par cause étrangère à l'infection purulente, nous trouvons un total de 408 cas, avec 17 décès, 4,16 0/0, dont 0,48 0/0 par pyohémie.

Considérés dans leur ensemble, tous ces faits chirurgicaux, en général graves, où la léthalité par infection purulente est presque réduite à zéro, ont une haute signification.

Ils montrent, d'une part, que la chirurgie est aujourd'hui puissamment armée contre la pyohémie ; ils expliquent, de l'autre, la diminution considérable de mortalité après les grands traumatismes dans les grands centres hospitaliers où le bandage ouaté ou d'autres procédés anti-septiques ont remplacé les anciens pansements. C'est que l'infection purulente, autrefois si meurtrière, y est aujourd'hui une vraie rareté.

---

le pied à angle droit avec la jambe. Il s'agissait d'une luxation ancienne du pied en dehors, avec fracture du péroné à 6 centimètres environ au-dessus du sommet de la malléole externe, plaie interne et issue de l'extrémité inférieure du tibia à travers cette plaie.

Le pansement ouaté, appliqué immédiatement, a donné les meilleurs résultats. La première levée a eu lieu le seizième jour. Le malade n'a encouru aucun danger dans l'intervalle : c'est une homme de la campagne, âgé de 50 ans environ, sain, bien constitué, et n'étant en possession d'aucune diathèse. Le 17 mars, excellent état général et local, guérison assurée.

La salubrité des milieux hospitaliers a certainement gagné à cette transformation de la thérapeutique chirurgicale, l'air étant moins vicié par des plaies aseptiques, dont la suppuration est modérée et le pus louable, que par des surfaces suppurantes à aspect sordide, putrilagineux, en proie aux infections putride ou purulente. C'est ainsi que ces trois facteurs : plaie, milieu, mode de pansement, exercent l'un sur l'autre une influence mutuelle, mais où domine celle du pansement.

Celle-ci même, au dire de Lister, absorberait les deux autres; et, pour preuve, il n'hésite pas à produire à dessein de l'encombrement dans ses salles, quelle que soit la gravité des plaies, pour bien accentuer la puissance de son pansement. M. A. Guérin nous a plusieurs fois exprimé la même confiance dans le sien, en l'appuyant d'exemples, notamment celui d'un amputé qui arriva à parfaite guérison, à côté d'un blessé qui mourut de septicémie à la suite d'une infiltration urineuse.

8° *Le pansement ouaté n'empêche pas le tétanos.* — Il est malheureusement exact que le tétanos s'est déclaré sous le pansement ouaté; mais quel mode de pansement et quel traitement n'a-t-il pas déjoués? Toutefois on n'en connaît jusqu'ici que des cas rares et sporadiques. L'expérience des champs de bataille manque pour apprécier si le bandage ouaté serait sans effet sur les manifestations nombreuses de tétanos, dans les ambulances où se trouveraient réunis un grand nombre de blessés. Mais, s'il est vrai, comme le pensaient D. Larrey et Bégin, que les variations de température et d'hygrométrie favorisent son apparition, nul doute que le pansement à la ouate n'en soit le meilleur prophylactique.

9° *Le pansement ouaté développe à la longue une odeur désagréable, qui incommode le malade et ses voisins de lit, et peut leur devenir nuisible.* — Cette odeur, prompte à se produire sous un bandage défectueux, se montre lentement, s'il est bien fait et bien surveillé. Deux ou trois pulvérisations phéniquées au 1/20, faites chaque jour sur la périphérie du bandage, le renouvellement quotidien du drap d'alèze, de la poudre de camphre répandue le long de l'appareil, une propreté minutieuse du malade et de la literie, corrigent considérablement cette odeur et l'empêchent d'être incommode et nuisible.

Quand elle devient trop forte, malgré ces moyens, c'est une indication de renouveler le pansement.

10° *Le pansement ouaté retarde la chute des fils à ligature.*—Ce fait est rare; il a d'ailleurs été observé sous d'autres pansements. Exemples : l'enfant de six ans amputé du bras par M. Guéniot (1), chez qui la dernière ligature persistait au 62ᵉ jour; la malade de M. Ripoll (2), amputée d'une tumeur du sein et ganglions axillaires, chez qui un fil était encore adhérent au 6ᵉ mois; la femme opérée par M. Verneuil d'une tumeur du sein, chez qui le dernier fil persista jusqu'au 63ᵉ jour (3). Il serait facile de citer d'au-

---

(1) Société de chirurgie, séance du 17 février 1875.
(2) *Note sur les ligatures pratiquées pendant les opérations.*
(3) Thèse de M. Dunogier, 1875.

tres cas de chute tardive des fils à ligature, antérieurs au pansement ouaté, et signalés dans les auteurs.

Nous ne connaissons à la charge de celui-ci que deux faits exceptionnels : l'un chez un amputé de l'avant-bras, par M. A. Guérin (1), méthode à lambeaux, réunion immédiate au 15ᵉ jour, persistance de deux fils au delà du 43ᵉ jour; l'autre chez un malade de mon service, amputé de la jambe, au lieu d'élection, méthode circulaire, section des fils à ras des nœuds, réunion secondaire, point d'inflammation locale ni de fièvre, peu de suppuration, chute du dernier nœud au 7ᵉ mois, cicatrice déprimée, adhérente, un peu large.

Dans les cas ordinaires, la chute des fils est effectuée au premier pansement, c'est-à-dire du 20 au 25ᶜ jour.

Le pansement ouaté ne prédispose donc pas essentiellement à la chute tardive des ligatures. Si on peut l'incriminer dans certains cas, c'est à titre de pansement activant le bourgeonnement de la plaie, éloignant les accidents inflammatoires, réalisant, en un mot, les conditions favorables à la tolérance des corps étrangers par la plaie. Il pêcherait ainsi par excès non par défaut.

Le catgutt, ou la torsion, remédierait facilement à cet inconvénient s'il était constant.

Au résumé, peu des objections passées en revue ont une valeur fondée. Quant à la plus grave, celle de dénier au bandage ouaté toute vertu contre l'infection purulente, si elle reposait sur une base solide, c'en serait fait de ce mode

---

(1) Thèse de M. Dunogier, 1875.

de pansement, cette complication étant particulièrement visée par toutes les méthodes anti-septiques.

Heureusement une juste interprétation des décès par cette cause, et les succès toujours croissants du pansement ouaté bien appliqué, dans les traumatismes les plus graves, permettent aujourd'hui d'affirmer que nul autre pansement ne met mieux à l'abri de ce terrible accident. Sous ce rapport, il marche au moins l'égal du Lister pour les membres, et le surpasse au point de vue de la chirurgie d'armée, par la simplicité de ses éléments, et l'avantage très-important qu'il possède de pouvoir, dès le premier jour, rester en place pendant plusieurs semaines, sans être renouvelé.

Objections spéciales au point de vue de la chirurgie d'armée.

La principale, c'est la difficulté d'approvisionner les ambulances d'une quantité suffisante d'ouate, pour assurer le pansement des blessés sur un champ de bataille. Cette objection n'est pas de petite importance, si l'on songe aux effrayants moyens de destruction dont disposent les armées actuelles et aux masses d'hommes que la stratégie moderne met en mouvement. Elle mérite donc une grande attention. En apparence, cette question est extra-chirurgicale et d'ordre purement administratif; mais en réalité son côté technique est prépondérant; car s'il était démontré que, de tous les modes de pansement connus, le bandage ouaté fût celui qui assurât le mieux et dans une grande proportion la conservation des blessés, il est évident qu'il s'imposerait par cela même, et que des combinaisons nouvelles devraient être imaginées pour en procurer les bienfaits à nos malheureux mutilés des champs de bataille.

L'expérience a déjà parlé, il est vrai, mais non encore assez haut, nous le reconnaissons, pour entraîner toutes les convictions et le bouleversement immédiat de notre système actuel d'approvisionnement des ambulances. Le temps, des faits nouveaux, des études comparatives plus nombreuses, la vulgarisation sur une large échelle de ce mode de pansement, encore peu connu malgré huit ans d'existence, jugeront tôt ou tard cette question en dernier ressort, et, nous l'espérons, conformément à nos prévisions. Qu'il me soit permis, en attendant, d'émettre quelques données sur les moyens qui me paraissent les plus propres à faciliter de grands approvisionnements d'ouate dans de bonnes conditions de conservation.

La ouate comprimée des voitures d'ambulance, dites techniques, en quantité d'ailleurs insignifiante, est en petites masses cuboïdes de 0^m,22 de longueur, 0^m,11 de largeur, 0,11 d'épaisseur, du poids de 500 grammes et sans enveloppe protectrice. Quelques points piqués, en ficelle, la retiennent sous cette forme.

Dès que cette ouate est dégagée de ces points de piqûre, elle récupère assez facilement son élasticité par l'étalage et le battage. Mais cette opération prend du temps, ce qui est un inconvénient en campagne ; encore faut-il qu'elle n'ait point subi l'action de l'eau ou de l'humidité, cas, dans lequel, elle perd son élasticité, se couvre de moisissures et devient impropre à tout usage chirurgical.

J'ai eu l'occasion en 1877, pendant les manœuvres du cinquième corps, d'observer cette altération de la ouate. Elle avait pour origine la filtration de l'eau pluviale entre les planches mal jointes de la voiture technique.

Un pareil résultat, se produisant en campagne sur une grande quantité d'ouate, serait un désastre pour les blessés. Il faut donc aviser aux moyens de conserver à la ouate la permanence de ses qualités essentielles.

A cette fin, je recommande de petits ballots du poids de 500 grammes, où la ouate serait, non pas comprimée avec une machine, mais roulée et tassée à la main, et entourée d'une enveloppe imperméable. Celle-ci a pour but de la mettre à l'abri des impuretés et de l'humidité de l'air, des manipulations directes, du contact des objets malpropres, des exhalaisons gazeuses malfaisantes et des atteintes de l'eau, accident possible en campagne.

Il importerait aussi de désinfecter cette ouate, au moment de son inclusion dans l'enveloppe, en la soumettant à l'action d'une température de 150 à 200° (1), et à l'imprégnation d'un agent antiseptique : acide phénique ou salycilique, par exemple.

Ces précautions n'ont rien d'exagéré. La conservation de l'état de pureté de la ouate, indispensable pour les pansements, est à ce prix.

M. le Dr Gros-Claude, médecin-major au 74° de ligne,

----

(1) *Bull. de l'Acad. de méd.*, séance du 30 avril 1878, discours de M. Pasteur.

très au courant du bandage ouaté et de ses effets, a bien voulu entreprendre à Elbeuf, sa garnison, ville manufacturière très-favorable à cette étude, une série d'expériences pour arriver à réaliser les données précédentes.

Après maints essais sur des cotons de provenance diverse, il s'est arrêté au type suivant : c'est un ballot cylindrique du poids de 500 grammes, de $0^m,18$ de longueur, $0^m,14$ de diamètre, entouré d'une première couche de papier gros-bleu destinée à maintenir la ouate tassée, puis d'une enveloppe extérieure de toile souple et vernissée, dont les plis sont collés les uns aux autres par un enduit imperméable.

La ouate se trouve, dans cet étui, parfaitement à l'abri de toute cause d'altération venant du dehors, et résiste aux atteintes de l'eau pendant une immersion. Elle y est roulée en bandes de $0^m,21$ ou $0^m,42$ de largeur, à volonté.

Au moment de son inclusion, elle est chauffée à une température de 160 à 180°, par un générateur de chaleur mû par une hélice qui fait 1,200 tours à la minute, en entraînant, avec l'air chaud, des vapeurs d'acide phénique dont les cristaux sont déposés dans la chambre à air.

Au lieu d'acide phénique, on pourrait également pulvériser et répandre sur le coton une solution alcoolique d'acide salycilique.

Les cotons du Pérou, d'Egypte et de Saint-Denis du Sig (Algérie) sont ceux qui se prêtent le mieux à ces préparations.

En réunissant douze de ces ballots, et les superposant par

rangées de quatre, on peut, à l'aide d'une presse et sans nuire à l'élasticité de la ouate, obtenir une nouvelle réduction importante : un tiers environ du volume total de la masse. Le tout, ainsi réduit, est fixé à l'aide de forts rubans de coton, et entouré au besoin d'une enveloppe commune de papier noir imperméable, d'emballage (1).

Après l'ouverture de chaque ballot, la ouate peut entrer immédiatement en usage. Quand à la toile vernissée, elle serait employée, comme tissu imperméable, pour préserver les alèzes et la literie des blessés des souillures des plaies et du contact des liquides servant aux irrigations et aux fomentations.

Nous pensons que la ouate, ainsi préparée et protégée, offre toutes garanties de pureté et de conservation; et qu'ainsi réduite, elle faciliterait considérablement les approvisionnements des ambulances; d'autant plus que la quantité de charpie, de compresses et autres éléments ordinaires de pansements et appareils serait diminuée en proportion.

Il est inutile d'insister sur la nécessité de répartir des dépôts d'ouate en différents points, à portée des corps d'armée, et d'en pourvoir abondamment les places fortes.

Mais on ne saurait trop recommander de se familiariser avec le maniement du pansement ouaté, qui exige une certaine pratique, et ne réussit bien qu'autant qu'il est appliqué avec art et méthode et par des mains exercées.

---

(1) Un spécimen de ce groupe de ballots a été soumis à la commission chargée du renouvellement du matériel des hôpitaux et ambulances militaires.

Il importe, en effet, à son succès qu'il soit employé non avec répugnance ou indifférence, mais avec confiance, désir de le faire réussir et dans les conditions qui assurent le mieux ce résultat. On se souviendra que le grand pansement seul offre de sérieuses garanties contre les grands accidents septiques des plaies. Non qu'il soit absolument de rigueur pour certaines blessures peu étendues des doigts et des orteils, par exemple, si fréquentes à l'armée, mais il l'est pour les vastes traumatismes, amputations, résections, fractures compliquées des membres, plaies articulaires, surtout comme première application, jusqu'à ce que les os dénudés soient recouverts de bourgeons charnus. Alors seulement il est permis, sans trop d'inconvénient, de mettre moins d'ouate ou de changer le mode de pansement.

On se défiera des pansements incomplets, où l'on vise à une économie intempestive d'ouate. Ces bandages défectueux ne permettent pas une compression suffisante, sans exposer à la douleur, à l'étranglement, à l'inflammation, au sphacèle. Sous ces pansements, la suppuration est plus abondante, le pus arrive prématurément à l'extérieur, s'altère, exhale une odeur plus ou moins fétide, et acquiert des propriétés nocives qui rendent urgent le renouvellement de l'appareil. De sorte que, tout bien considéré, il y a plus d'économie d'ouate, de temps et de sécurité pour le blessé avec un bandage complet, susceptible de rester appliqué de 25 à 40 jours, qu'avec un demi ou un quart de pansement, qu'il faudra renouveler tous les 4 à 5 jours, et exposera la plaie aux dangers du contact infectieux de l'air. Ici encore une bonne économie consiste à employer tout d'abord le nécessaire, sans craindre d'y mettre du superflu, qui ne peut d'ailleurs que profiter au malade, sans jamais lui nuire.

MODE D'APPLICATION DU BANDAGE OUATÉ.— SOINS PRÉLIMINAIRES.

Ces soins concernent le choix de la ouate et des bandes. Je n'ai pas à y revenir. Il en est un autre auquel M. A. Guérin attache le plus grand prix : c'est l'application et le renouvellement de l'appareil en dehors de la salle commune, dans un local spécial où l'air soit aussi pur que possible. Il y aurait lieu, en campagne, de réaliser cette prescription le mieux que l'on pourrait.

Il faut aussi laver, avec une forte solution anti-septique (alcool pur, eau phéniquée au 1/20, etc.), non-seulement la surface cruentée, mais ses environs très au loin, et, s'il s'agit d'un membre, toute sa longueur, les interstices des appendices digitaux, la racine du membre (aisselle, pli génito-crural), où s'amassent les malpropretés.

Il me paraît prudent, comme le font MM. Verneuil, Gosselin, Berger et d'autres chirurgiens, à l'imitation de Lister, de procéder à l'application du bandage sous une pulvérisation phéniquée au 1/40 ou 1/50, dite *le spray*.

Cette pratique est simple, facile, utile et n'a rien d'incommode, malgré son étrangeté. Elle contribue à la désinfection du milieu ambiant, et peut, si l'air ne contient pas de mauvais germes, suppléer à l'application du bandage hors de la salle, rendue parfois difficile, quelquefois impossible, même dangereuse, ou atténuer les effets d'une négli-

gence ou d'un oubli; car les infractions au sage précepte
posé par l'auteur de la méthode sont quelquefois, il faut
l'avouer, commises par le maître lui-même : « *Quandoque
bonus dormitat Homerus.* »

Tels sont les soins qu'exigent les plaies toutes récentes.
Quand elles sont déjà en suppuration, le bandage ouaté serait
absolument sans effet, ou *même dangereux,* si l'on ne procédait d'abord à leur désinfection. On y parvient avec une
solution phéniquée très-concentrée au 1/10 et même 1/5, ou
avec une solution de chlorure de zinc au 1/10 ou au 1/12.
Lister et son école considèrent cette dernière substance
comme le meilleur et le plus puissant des désinfectants.

Cette précaution préliminaire prise, le pansement ouaté
peut être employé avec avantage, même en pleine fièvre
traumatique; et chose remarquable! douleur et fièvre se
calment sous son influence.

Amputations. — M. A. Guérin ne recherchait, dans le
principe, que la réunion secondaire; mais, enhardi par plusieurs tentatives heureuses de réunion immédiate, il donne
aujourd'hui la préférence à celle-ci.

Quelque satisfaisants, brillants même qu'en soient les
résultats dans les conditions ordinaires de la vie, je n'en
conseillerai pas la pratique aux armées. Elle exige beaucoup
plus de temps que la première, l'hémostase devant être absolue, car le moindre orifice laissant suinter du sang, com-
promettrait le but recherché, et pourrait devenir le point de
départ d'accidents de rétention, si la suture des lèvres de la
plaie était hermétique. L'application même de l'appareil

offre plus de difficulté et demande une main plus exercée,
pour assurer l'affrontement exact des chairs et éviter leur
pression trop forte sur la surface de section des os; d'où,
danger de mortification, ou tout au moins d'inflammation
du moignon.

En un mot, ce mode de réunion, but idéal de la chirurgie, me semble un procédé exceptionnel et, pour ainsi dire,
de luxe, qui ne peut guère se concilier avec les exigences
expéditives de la chirurgie d'armée. Plus sage est de se mon-
trer moins pressé; c'est peut-être le plus sûr moyen d'arriver plus vite. Car si elle échoue on expose parfois les jours
du blessé, ou l'on a des plaies irrégulières, fistuleuses,
se compliquant ordinairement de dénudation osseuse et de
cônicité du moignon, qui retardent la cicatrisation définitive
au delà du temps qu'aurait nécessité la réunion secondaire.

Celle-ci, au contraire, comporte une hémostase moins
rigoureuse, la ouate étant par elle-même hémostatique,
surtout aidée de la compression. Il est toutefois de bonne
pratique, contre la septicémie, de lier tous les vaisseaux
béants, artères et veines, quel qu'en soit le calibre. La cicatrisation devient, il est vrai, beaucoup plus lente, par ce
mode de réunion, mais les os, une fois recouverts de bourgeons charnus, ce qui arrive généralement du 10e au 15e
jour, les accidents septiques sont conjurés, et le travail de
réparation s'effectue régulièrement du fond à la superficie,
par le mécanisme des plaies angulaires. Rien n'empêche
d'ailleurs, dès que les ligatures sont tombées, de rapprocher
les lèvres de la plaie et de chercher à obtenir une cicatri-

sation, par seconde intention, procédé qui a réussi plusieurs fois entre les mains de M. le Dr Berger.

Nous supposerons, pour l'application du bandage ouaté, une amputation de jambe au lieu d'élection, par la méthode circulaire (Pl. I, fig. 1).

M. A. Guérin emploie très-rarement la bande d'Esmarck, à cause des hémorrhagies secondaires dont son application est souvent suivie. Toutefois je l'ai vue réussir plusieurs fois avec le bandage ouaté. Ce moyen n'est donc pas à repousser entièrement dans les amputations. Mais il est plus utile dans les résections, les évidements, les ligatures d'artères, les ablations de tumeur, où il importe de voir nettement le champ opératoire.

L'amputation faite, les fils à ligature sont coupés à ras des nœuds; la plaie est lavée d'abord avec de l'eau tiède légèrement phéniquée pour s'assurer que l'hémostase est complète, puis anti-septiquement avec de l'eau phéniquée au 1/20, ainsi que le reste du membre jusqu'au pli inguino-scrotal, inclusivement. On l'essuie ensuite avec des compresses désinfectées et, s'il est possible, chaudes.

Un aide saisit alors la manchette, de ses deux mains, la rabât et la tire en avant, en la faisant bâiller. Le chirurgien, de son côté, prend de petites pincées d'ouate, en tapisse la plaie avec soin, et en ajoute des couches successives de manière à remplir le cul-de-sac de la manchette. Il enveloppe ensuite le moignon, *tenu en extension*, et le membre entier jusqu'à sa racine, de larges rouleaux d'ouate, en formant une espèce de manchon fermé à son extrémité périphérique par l'affrontement des bords de ces rouleaux, ou par de nouveaux rouleaux dirigés en jets recurrents, comme une capeline.

Au lieu de ces nombreuses bandes d'ouate, qui prennent beaucoup de temps à préparer et à dérouler, il est plus simple et plus expéditif d'envelopper le membre de feuilles d'ouate superposées, tout d'abord assez épaisses pour suffire au bandage, et assez larges pour entourer le membre dans toute sa longueur, et même le déborder, du côté du moignon, de 25 ou 30 centimètres, qui sont tassés et repliés en dessous.

Des aides soutenant alors le membre, le chirurgien commence l'application des bandes. Il fait d'abord des doloires modérément serrées autour de la jambe et de la cuisse, puis jette sur le moignon un bandage récurrent à longs jets, qu'on fixe par des doloires. Il continue ainsi en alternant les couches de jets récurrents et de doloires sur tout le membre, serrant toujours de plus en plus et finissant par un dernier bandage roulé, pour lequel le chirurgien doit déployer toute sa force musculaire.

La compression ainsi exercée graduellement du centre à la circonférence, est douce, régulière, bienfaisante et toujours tolérée, parce qu'elle se transmet à travers une grande épaisseur d'ouate.

Si l'on serre d'abord avec force les premiers jets de bande, la ouate fuit dans leur intervalle, soulève les bords de la bande, tandis que le milieu reste, au contraire, déprimé, ce qui tend à la transformer en corde. La compression devient dès lors irrégulière, douloureuse et dangereuse.

Le procédé type que je viens de décrire, se prête à des modifications, selon les diverses méthodes d'amputation.

Pour les méthodes à lambeau, le chirurgien tapisse d'abord la plaie d'une couche plus ou moins épaisse d'ouate, puis rabat le ou les lambeaux, et continue ensuite, comme dans la méthode circulaire.

M. Verneuil se contente de placer un morceau de gaze phéniquée entre les lambeaux ; d'autres chirurgiens emploient de la gaze enduite d'huile phéniquée.

Pour une amputation de main ou d'avant-bras (Pl. I, fig. 3), le bandage remontera à l'aisselle ; pour le bras, au cou et embrassera la poitrine, de manière à comprimer l'aisselle et le creux sus-claviculaire, en prenant un point d'appui sur l'aisselle du côté opposé (Pl. II, fig. 4).

Pour la cuisse et la hanche, il entourera le moignon, la racine du membre, la hanche, le bassin et une grande partie de l'abdomen (Pl. II, fig. 5).

Recherche-t-on la réunion immédiate ? Voici comment on procède : l'hémostase doit être faite avec une rigueur absolue. Les ligatures de catgutt phéniqué sont préférables, et les cordonnets doivent être coupés au ras des nœuds. On peut aussi employer la torsion, par le procédé de M. Tillaux (1), utile à connaître en chirurgie d'armée. Il consiste à saisir l'extrémité du vaisseau, parallèlement à son axe, avec une pince à mors larges, et à la tordre jusqu'à ce que la portion, ainsi saisie *se détache.* Si l'on n'a que des fils

______

(1) *Bull. de l'Acad. de méd.,* 10 octobre 1871.

cirés ordinaires, on coupe un des chefs près du nœud, et l'on conduit l'autre, par la voie la plus courte, à l'extérieur de la plaie, au niveau de laquelle on le coupe également.

Les lavages antiseptiques faits, le chirurgien affronte exactement les lèvres de la plaie, et les réunit par des points de suture métallique, au catgutt ou en fil ordinaire, peu distants l'un de l'autre, de manière néanmoins à laisser, à la partie déclive, un endroit libre pour livrer passage aux liquides de la plaie. Après avoir recouvert tout le moignon d'une couche d'ouate, il tient, de ses deux mains, et placé dans l'axe du membre, les deux moitiés du moignon affrontées, pendant qu'un aide intelligent et exercé opère l'enveloppement du moignon et du reste du membre avec des rouleaux ou des feuilles d'ouate, qu'il assujettit vaguement à l'aide de quelques tours de bande.

Le chirurgien dégage ensuite lentement et l'une après l'autre ses deux mains, dont la pression est remplacée au fur et à mesure par celle du bandage que l'aide continue comme à l'ordinaire. Une fois libre de ses deux mains, le chirurgien termine lui-même le pansement.

S'il n'y a qu'un lambeau, une seule main suffit pour le tenir appliqué sur l'os. Ce premier temps de l'application du bandage est considéré comme si important par M. A. Guérin, qu'il se charge toujours lui-même de son exécution.

Au lieu de faire la suture des bords du moignon, il suffirait de les tenir affrontés avec des bandelettes d'ouate, qui ne tarderaient pas à adhérer aux lèvres de la plaie; ou bien avec des bandelettes de tarlatane collodionnée. Mais il est prudent d'exclure le diachylon, qu'on accuse de produire l'érythème et l'érysipèle. Quant aux tubes à drainage laissés à demeure dans le foyer de la plaie, M. A. Guérin les répudie comme inutiles et susceptibles de créer des dangers. Il leur reproche de se laisser aplatir sous la pression du bandage, si leur paroi a peu d'épaisseur, et obstruer par des caillots si leur calibre est petit ; d'irriter les chairs et de les ulcérer, s'ils sont gros et résistants ; de servir de conducteurs aux agents infectieux de l'air, si, leur partie moyenne étant maintenue au foyer de la plaie, leurs extrémités arrivent à l'extérieur du bandage pour permettre l'écoulement des humeurs morbides du moignon et le lavage fréquent de la plaie avec des liqueurs antiseptiques, sans déranger le pansement.

Résections. — S'agit-il d'une résection, du coude par exemple, l'opération faite en conservant le plus de périoste possible, les ligatures placées, et les lotions antiseptiques terminées, on garnit successivement de petites pincées d'ouate, d'abord les angles et les anfractuosités du fond de la plaie, puis on comble peu à peu toute la cavité formée par l'écartement des bords réséqués. On complète ensuite le bandage, en confectionnant un manchon volumineux, depuis l'extrémité des doigts, dont les intervalles doivent être soigneusement garnis d'ouate, jusqu'à l'épaule (pl. IV, fig. 7). On procéderait de même à la suite des résections des autres parties du squelette des membres.

Ces tampons d'ouate, interposés dans les plaies des résections, des amputations, et, soit dit par avance, des membres fracturés avec plaie, rappellent ces masses de charpie grossière dont les Russes bourraient les plaies de leurs amputés en Crimée. Ils maintiennent les os à leur place, protégent les parties molles, les vaisseaux et les nerfs contre leur contact offensif, soutiennent les chairs par une pression excentrique toujours égale à la pression concentrique exercée par le bandage, s'imprègnent des liquides qui suintent de la paroi cruentée, et empêchent ainsi leur stagnation et leur altération dans les anfractuosités. Ils ont donc une utilité réelle que l'expérience a consacrée. La solution de continuité osseuse n'est-elle que partielle, comme après un évidement par exemple, et n'a-t-on point à craindre un certain jeu des fragments osseux, on peut se borner à panser à plat, sans introduire de tampons d'ouate dans la cavité traumatique, ainsi que cela se fait pour les fractures compliquées de plaies à petit orifice; ce qui m'a réussi pour un évidement du cuboïde.

M. A. Guérin pense qu'on pourrait tenter la réunion immédiate après les résections, comme à la suite des amputations. Mais l'essai n'en a pas encore été fait.

Plaies de tête. — Pour les plaies de tête, les cheveux doivent d'abord être coupés courts, les environs de la blessure rasés, tout le cuir chevelu, la plaie et le cou lavés à l'eau phéniquée au 1/40 ou au 1/20. Les lambeaux, s'il en existe, sont réappliqués et soutenus avec les doigts; surtout ni sutures ni diachylon. On procède ensuite à l'application du bandage, qui se fait avec des rouleaux d'ouate de 25 à 30 centimètres de largeur, sur 3 à 4 mètres de longueur.

On commence par des jets verticaux allant du sommet de la tête au-dessous de la mâchoire inférieure. Après cinq ou six tours, on gagne la nuque de bas en haut pour faire cinq ou six circulaires horizontaux autour de la tête, en ayant soin que leur bord inférieur s'arrête exactement sur la ligne des sourcils. Cette ouate est ensuite fixée et tassée avec des bandes, qui commencent également par des jets verticaux pour continuer par des jets horizontaux autour de la tête. On confectionne ensuite une capeline, avec des jets récurrents dirigés dans divers sens, et fixés à leurs extrémités par des épingles; on finit par des circulaires horizontaux.

Ce bandage comporte une striction assez grande mais non excessive comme aux membres. L'épaisseur de la ouate, ainsi tassée, doit être de 4 à 5 centimètres. L'aspect d'une tête coiffée de ce bandage rappelle celle d'un Oriental ornée du turban (pl. I, fig. 2).

Conservation des membres. — S'agit-il de la conservation d'un membre atteint de fracture compliquée de plaie, quelle qu'en soit la cause, chute, coups, action d'une scie, écrasement, coups de feu, etc.? Le mode de pansement a la plus grande analogie avec celui des résections.

Si la plaie est grande, on la lave d'abord, ainsi que le membre entier, avec un liquide antiseptique, puis on extrait, s'il y a lieu, les corps étrangers et les esquilles libres; on laisse en place celles qui adhèrent encore; on résèque les pointes osseuses, après en avoir râclé le périoste; on lie les vaisseaux qui fournissent du sang; on suture les tendons et l'on procède à la réduction. On s'aide au besoin du bistouri

pour débrider les chairs, si la boutonnière à travers laquelle
l'os fait hernie est trop étroite pour le laisser rentrer, et de
la scie pour réséquer la portion d'os qui met obstacle à la
réduction. Celle-ci faite, le membre assujetti dans la rectitude et soutenu en l'air par des aides, le chirurgien garnit
d'ouate les anfractuosités de la plaie, quelque contuse qu'elle
soit, et confectionne ensuite le gros manchon tout le long
du membre, en commençant les tours de bande au niveau,
au-dessus et au-dessous de la fracture pour bien assurer
l'immobilisation des fragments.

Le bandage est, dans ces conditions, d'une application
difficile et exige des mains très-exercées, soit pour éviter
des douleurs, soit pour bien assurer la coaptation des os.
Aussi, M. Verneuil recommande-t-il, dans ces cas, d'ins-
taller le membre sur un appareil de Scultet ouaté, c'est-à-
dire pourvu intérieurement d'une couche épaisse d'ouate.

Quant à la position à donner au membre, la meilleure est
celle qui est le plus en rapport avec ses fonctions les plus
utiles : l'extension pour le membre inférieur, le pied tenu à
angle droit avec la jambe (pl. IV, fig. 8), la flexion à angle
droit pour l'avant-bras.

Pour le bras, M. A. Guérin conseille de fléchir l'avant-
bras à angle droit et même aigu, de l'appliquer contre le
thorax après l'interposition d'une couche épaisse d'ouate,
qui enveloppe également la poitrine et le cou. On le maintient à l'aide d'un grand bandage qui doit s'étendre depuis
la racine du cou jusqu'à l'ombilic, et comprendre, dans des
jets croisés, obliques et circulaires, le membre supérieur et

le thorax, en laissant seulement libres le moignon de l'épaule et le bras sain (pl. III, fig. 6).

On a soin aussi de disposer la main en pronation, de façon que les doigts arrivant près de la clavicule du côté sain, elle soit relevée vers son bord radial, afin que son poids ne l'entraîne pas en adduction, et qu'elle ne contracte pas cette attitude vicieuse pendant son séjour prolongé sous le bandage.

Cette position de l'avant-bras contre le tronc paraît imposée par la nécessité où l'on serait, si le bras était enveloppé du manchon ordinaire, de tenir le membre en abduction presque à angle droit avec le thorax, ce qui serait très-incommode. On ne pourrait, en effet, le ramener en adduction sans comprimer le paquet vasculoso-nerveux de l'aisselle et entraver la circulation et l'innervation du membre, d'où dangers faciles à prévoir. Cette attitude permet aussi au malade de se lever et de se promener hors de la salle, ce qui est très-avantageux pour lui.

M. Tillaux (1) a cependant obtenu une fort belle guérison de fracture double de l'avant-bras et du bras, avec plaie, en entourant le membre, tenu à angle droit, du bandage ouaté ordinaire, mais après application d'une gouttière plâtrée immédiate, qui s'étendait de l'aisselle à l'extrémité des doigts, pour assujettir les fragments osseux. M. Broca n'emploie pas de plâtre et réussit également, la ouate en couche épaisse, bien tassée, étant suffisamment contentive.

Ce procédé ne prive pas, comme le précédent, le membre

---

(1) Voir *Mémoire de M. A. Hervey*, 1874, p. 141.

de la compression circulaire, élastique, si favorable à la coaptation des fragments, au dégorgement du bras et à la consolidation de la fracture. La nature des cas déterminera le choix du procédé. Mais en campagne, pour une évacuation, celui de M. A. Guérin serait meilleur.

Si la plaie est petite, ou que le membre soit perforé de part en part par une balle, on fait, comme de coutume, des lavages antiseptiques dans le trajet de la plaie, et l'on extrait avec les pinces, les doigts et à l'aide des seuls débridements indispensables, les corps étrangers facilement accessibles ou libres.

S'il y a hémorrhagie, il faut, dans la plaie même, pratiquer les incisions nécessaires pour lier les vaisseaux qui en sont la source, ou, si l'on échoue, sur le tronc principal du membre au-dessus de la plaie.

Le pansement ouaté doit se faire à plat, sans introduction dans la plaie de drain, séton ou ouate.

Si la plaie n'a qu'une ouverture, et que l'intégrité des gros troncs vasculaires et nerveux rende possible la conservation du membre, malgré la lésion des os, on procède de la même manière, sans s'acharner à rechercher à outrance le projectile, si des explorations prudentes ne l'ont pas fait reconnaître. « Il y a tout autant d'imprudence à vouloir re« tirer toujours et à tout prix les corps étrangers, dit « M. Legouest (1), qu'à les abandonner de propos délibéré « sans tenter de les extraire. »

---

(1) *Traité de chirurgie d'armée*, p. 147, 2ᵉ édit.

Rappelons à ce sujet le précepte d'Ambroise Paré, qui prescrit de placer le blessé dans la situation où il se trouvait au moment de l'accident; précepte très-connu théoriquement, mais parfois oublié en pratique; de là des recherches souvent infructueuses et parfois dangereuses.

Pour le reste, lavages antiseptiques et pansement à plat comme précédemment.

S'agit-il d'une plaie très-étroite, produite par une pointe osseuse, on exprime ou on aspire à l'extérieur le sang épanché; on atténue l'engorgement du membre par des massages ménagés; on résèque la pointe; on réduit l'os et, après le lavage de la plaie et du membre, on fait l'enveloppement ouaté.

A-t-on affaire à un doigt fracturé avec plaie, on l'entoure d'abord d'un petit bandage ouaté, comme un membre, puis on garnit d'ouate les espaces interdigitaux; on enveloppe ensuite la main et l'avant-bras jusqu'au coude dans un appareil ouaté.

Pour l'extraction d'un corps étranger articulaire, l'incision doit se faire directement et à ciel ouvert sur ce corps, après lavage antiseptique de la région et aussi, plus prudemment, sous le *spray*.

On lave ensuite la plaie et le membre entier avec une solution phéniquée ou thymolée forte, puis on applique le pansement ouaté sur tout le membre, sans suture, sans drain, sans réunion.

Le bandage restera en place de 20 à 25 jours, si rien d'urgent n'impose de le lever plus tôt.

A la levée du premier appareil, on se règle sur l'état de la plaie pour renouveler, s'il y a lieu, le pansement ouaté ou recourir à un autre mode de pansement.

Ainsi procédèrent l'an passé, avec le plus grand succès, MM. Verneuil et A. Guérin, pour l'ablation de corps étrangers du genou.

Dans le cas de M. Verneuil, il y avait deux corps étrangers; il fallut pour les extraire deux incisions, l'une au côté externe, l'autre au côté interne.

Dans celui de M. A. Guérin, le corps étranger, enchatonné dans une frauge synoviale, nécessita une incision de 6 à 7 centimètres de longueur en dedans du genou et des manœuvres assez longues pour le dégager. Le condyle interne du fémur fut largement mis à nu.

Plaies du tronc. — Pour une plaie grave du thorax, le bandage doit comprendre la cage thoracique, une bonne partie de l'abdomen et être assujetti par des jets à anse passant au-dessus des épaules, en guise de bretelles.

Si la plaie est unilatérale et siége, par exemple, à la région mammaire, il convient d'immobiliser le membre supérieur du même côté, en le tenant appliqué contre la poitrine, l'avant-bras fléchi à angle droit, comme on doit le faire après l'amputation du sein.

Pour une plaie du moignon de l'épaule, on confectionne un bandage semblable au précédent, le bras et l'avant-bras étant également immobilisés contre le thorax.

Pour l'abdomen, le bandage remontera jusqu'à la ligne

mammaire et descendra sur la racine des cuisses en forme de *spica*.

J'ai suffisamment indiqué les principales applications du bandage ouaté pour me dispenser d'entrer dans de nouveaux détails sur les modifications qu'il doit subir selon le siége et la nature de la lésion.

Voilà la méthode, voici les principaux procédés, déjà indiqués en partie, chemin faisant :

1° Recouvrir préalablement la plaie de baudruche collodionnée ou simplement de baudruche sans collodion, de taffetas gommé ou de gaze phéniquée ou enduite d'huile phéniquée (1), pour empêcher le contact immédiat du coton avec la plaie.

2° Placer les drains pour prévenir les fusées purulentes.

3° Suppléer à la résistance absente des os fracturés par des attelles ou une gouttière plâtrée médiate ou immédiate.

Ce soutien n'est pas indispensable, mais il est d'un utile secours surtout pour des mains moins exercées que celles de M. A. Guérin.

4° Disposer en forme de Scultet l'appareil ouaté avec ses bandes, que l'on engage sous le membre fracturé afin que

---

(1) M. Lister nous a appris (séance du 26 juin 1878 de la Société de chir.), qu'à quantités égales l'acide phénique dissous dans l'huile avait beaucoup moins de causticité que dans l'eau. On peut donc employer sans crainte de l'huile d'olives phéniquée au 1/10 pour le pansement des plaies. C'est un excellent topique qui maintient la plaie à l'abri de l'air et aseptique.

celui-ci reste parfaitement immobile pendant l'application du bandage.

Ce procédé, dû à M. Verneuil, lui a procuré d'excellents résultats.

5° Laisser les orteils ou les doigts à découvert, s'il y a menace de sphacèle, pour bien en saisir le début et parer aux accidents.

6° M. A. Guérin, dans les fractures de l'avant-bras ou la résection de ses deux os dans leur continuité, forme une sorte de gouttière avec une lame épaisse de coton, dont il enroule les bords jusqu'à ce qu'ils représentent deux attelles souples qu'il place le long de l'espace inter-osseux, l'une en avant, l'autre en arrière.

Ces attelles deviennent, sous la pression élastique de l'appareil, aussi solides que des compresses graduées sous les attelles rigides de bois ou de carton.

Inutile de dire que, pendant l'application souvent très-douloureuse du bandage, l'anesthésie est quelquefois nécessaire. Mais à l'armée, où le temps est précieux, on la réservera pour les cas d'absolue nécessité.

Le pelvi-support de M. Cusco peut être utilement employé pour l'application du bandage sur le membre abdominal. Il dispense de tenir le blessé suspendu en l'air, à mains d'homme, ce qui n'est ni facile pour les aides ni commode pour le patient.

Indication approximative de la quantité d'ouate et de la longueur de bandes nécessaires pour la confection d'un pansement ouaté, selon le siége de la lésion, ou de l'opération.

GENRE DE LÉSION OU OPÉRATION.	QUANTITÉ	
	D'OUATE.	DE BANDES.
	gr. gr.	m. m.
Plaie de tête......................, ...	500 à 1,000	40 à 50
Id. du cou.........................	250 à 500	10 à 20
Amputation { du bras...................	1,000 à 1,500	50 à 60
du poignet...............	Id.	Id.
de la jambe..............,..	Id.	60 à 70
de la cuisse.................	1,500 à 2,000	70 à 80
de l'épaule.................	1,000 à 1,500	50 à 60
Résection.. { du coude....................	Id.	Id.
du cou-de-pied	Id.	60 à 70
Taille articulaire du genou................	Id.	Id.
Fracture... { du bras......................	1,000 à 1,500	50 à 60
de l'avant-bras	Id.	Id.
de la jambe................	Id.	60 à 70
de la cuisse	1,500 à 2,000	70 à 80
Brûlure.... { du pied et d'une partie de la jambe..................	1,000 à 1,500	40 à 50
de la main et d'une partie de l'avant-bras	500 à 1,000	30 à 40
Enveloppement du corps entier, la tête comprise, pour brûlure générale, ou tétanos.	6,000 à 8,000	300 à 400

Soins consécutifs. — Le pansement terminé, le blessé est transporté dans son lit. La partie du corps entourée du bandage doit reposer sur une alèze pliée en plusieurs doubles. Si c'est un membre, il sera protégé par un cerceau contre le poids des couvertures.

Quant à la position, elle variera selon le siége de la blessure et selon le cas. Si le tronc est en cause, il sera relevé et, autant que possible, incliné vers la plaie, afin que les liquides sécrétés s'en écoulent facilement. Je dirai, à ce sujet, que j'ai plusieurs fois obtenu la guérison de plaies rebelles à la partie antérieure du corps, et surtout de bubons anfractueux, par la seule position du malade dans le décubitus abdominal (1).

Pour une fracture compliquée de membre, une inclinaison légère de l'extrémité à la racine facilite le retour du sang veineux vers le centre et prévient la stase sanguine du côté de la plaie. Cette position est donc préférable.

S'il s'agit d'une amputation, la position horizontale est la meilleure. Elle contrarie les fusées purulentes vers la racine du membre, répartit le pus d'une manière plus égale, et contribue, mieux que toute autre, à prévenir la saillie des os.

La suspension du membre à l'aide d'une planchette ou d'un petit hamac, serait désirable pendant le transport sur les wagons ou voitures d'ambulance, en temps de guerre. L'avant-bras et la jambe s'y prêteraient plus particulièrement. Elle procure un tel soulagement, qu'il y aurait lieu de le procurer aux blessés autant que possible.

Chaque jour, surtout au début, le bandage doit être examiné avec soin. S'il est relâché, on ajoute extérieurement une ou deux bandes, pour rétablir la compression au degré nécessaire.

Si du sang ou du pus se montre à l'extérieur, on en lave les taches avec une compresse ou un pinceau trempé dans

---

(1) On lit dans le n° 3 de janvier 1879, page 43 de la *Gaz. hebd.*, que M. Konig a guéri en un mois un empyème de neuf mois, par la résection de 2 centimètres de la 6ᵉ côte. Le point capital du traitement a été le décubitus latéral permanent et le soulèvement quotidien du malade par les pieds pendant quelques minutes, afin de bien vider la plèvre.

une solution de chlorure de zinc, ou phéniquée au 1/10. On les recouvre ensuite d'une couche d'ouate, qu'on fixe avec une bande.

Cette réparation est urgente, surtout dans un milieu vicié, les humeurs de la plaie arrivées à l'extérieur du bandage, éprouvant, au contact des micro-organismes de l'air, une altération qui se transmet de proche en proche à la plaie et ne tarde pas à l'envahir. Sous ce rapport donc, point de négligence (1).

Si la quantité de sang fait présumer une hémorrhagie sérieuse, on lève l'appareil avec précaution, dans un local particulier et sous une pulvérisation phéniquée ; on tarit la source de l'écoulement sanguin, puis on réapplique le bandage.

Ce qui importe beaucoup, c'est de noter matin et soir la température du malade, à l'aide d'un thermomètre placé en lieu convenable (aisselle, bouche, plis de l'aîne, rectum). Les travaux modernes, celui surtout de M. Rédard, couronné par l'Institut, ont si bien démontré l'utilité de la connaissance des courbes thermiques, dans le cours des maladies, avant et après les traumatismes, que leur observation s'impose aujourd'hui dans la pratique journalière.

La fièvre traumatique est ordinairement peu marquée, parfois même nulle, après les opérations ou les plaies ac-

---

(1) Cette réparation, les indigènes de l'Algérie la font instinctivement sur leurs appareils à fracture qu'ils confectionnent avec de la terre glaise, en ajoutant une nouvelle couche d'argile aux endroits devenus humides par l'infiltration des humeurs provenant de la plaie.

cidentelles graves, soumises au pansement ouaté, tant que tout reste normal du côté de la lésion. Mais survient-il quelque accident, tel que : douleur liée à une complication locale, tension du moignon, rétention du pus, lymphite, érysipèle, phlegmon, pyohémie? Il est aussitôt révélé par une ascension thermique, qui annonce au chirurgien l'urgence d'une indication à remplir. Il faut néanmoins s'assurer que cette ascension ne dépend pas d'une complication étrangère à la blessure, telle qu'une explosion de rhumatisme, à l'occasion de la plaie, ce qui n'est pas très-rare.

On doit être aussi prévenu qu'une grande plaie, sans la ouate, est exposée, dès les premiers jours, à une sorte de névralgie qui se montre d'habitude le soir, s'accompagne d'élancements plus ou moins vifs, dure une partie de la nuit, en troublant plus ou moins le sommeil du malade, et se dissipe le jour pour reparaître le soir.

Cet épiphénomène élève à peine la température de quelques dixièmes de degré, ou d'un degré environ, ce qui exclut toute idée de gravité, et cède promptement à l'action du sulfate de quinine.

On détruit l'odeur que le bandage finit par prendre à la longue, à l'aide de préparations sèches, anti-septiques, ou mieux d'aspersions légères ou de pulvérisations phéniquées.

Le temps pendant lequel le pansement doit rester en place varie selon le genre de lésion ou d'opération, le but à atteindre et la patience du malade.

M. A. Guérin laissait, dans le principe, son appareil appliqué, après une amputation, de 40 à 50 jours et même plus. L'expérience lui a appris qu'il y avait avantage à le renouveler du 15° au 20° jour.

Après ce temps, en effet, les os, si la réunion immédiate n'a pas été recherchée, sont généralement recouverts, d'où sécurité contre les grands accidents septiques ; et si elle l'a été, cicatrisation complète ou presque complète, ou bien indication nouvelle à remplir.

Dans les cas très-graves de fractures de membre compliquées de plaies, mieux vaut ne pas toucher au bandage avant le 30° ou le 40° jour (1), afin de mieux respecter le repos du membre, ce remède souverain, comme le qualifie Celse : *Optimum etiam medicamentum quies est* (2). On n'enfreindrait ce précepte qu'en cas de suppuration excessive, de dérangement de l'appareil, de douleur persistante au même point, d'hémorragie, ou de tout autre accident nécessitant un prompt secours. On s'expose ainsi à quelque imperfection dans la rectitude du membre, mais cet inconvénient est secondaire eu égard au péril auquel on exposerait le blessé en découvrant prématurément la plaie, et à l'avantage capital que procurent la rareté du pansement et le repos prolongé du membre.

Toutefois, vers le 25° ou 30° jour, si l'état général est bon, s'il n'y a ni fièvre ni douleur, et que l'on ait sujet de craindre une défectuosité choquante dans la rectitude du

---

(1) M. Verneuil a laissé le premier appareil 47 jours, dans un de ces cas ; deux mois dans un autre et a obtenu un excellent résultat.

(2) Celse, livre V, ch. 26, § 28.

membre, on peut ôter le bandage pour prévenir ce résultat. Le moment est favorable, car le travail de réparation, d'abord retardé par l'inflammation, commence dès qu'elle a cessé et marche ensuite à grands pas.

Dans les cas ordinaires, c'est du 20ᵉ au 25ᵉ jour que l'appareil doit être renouvelé.

C'est surtout dans les grandes fractures compliquées que la ouate ne doit pas être employée avec parcimonie, le salut du blessé pouvant dépendre de quelques grammes de coton. Un seul pansement bien fait suffit presque pour la cure, tandis qu'incomplet, il en faudra plusieurs pour aboutir peut-être à une issue funeste.

Quand est venu le moment de renouveler l'appareil, on y procède dans un local spécial, avec les précautions antiseptiques. On ôte d'abord les bandes, puis on déchire la ouate suivant l'axe du membre. Les couches extérieures viennent facilement ; les plus intérieures, au contraire, sont très-adhérentes. Pour les enlever, il est nécessaire de les imbiber longtemps d'eau phéniquée tiède ; surtout point de précipitation, point de tractions violentes, sous peine d'arracher des fils à ligature, de faire saigner des bourgeons charnus, et de détruire des cicatrices déjà formées.

Ce magma doit se détacher comme de lui-même. Il se présente alors sous l'aspect d'une espèce de capsule dans laquelle on trouve un pus crémeux, jaune verdâtre, bien lié et en quantité modérée. Son odeur a quelque chose qui rappelle la vieille graisse.

Le pansement enlevé, les indications locales remplies, les

lavages faits, on applique, s'il y a lieu, un nouveau pansement ou on lui en substitue un autre.

D'une manière générale, il faut être très-réservé sur la substitution d'un pansement ordinaire au bandage ouaté, même quand on y est entraîné par le bel aspect de la plaie ; car il n'est pas rare de voir cette plaie, quelque belle qu'elle soit, revêtir un aspect grisâtre, rester stationnaire ou même devenir douloureuse, s'enflammer, s'infecter, en un mot, et ne reprendre bon aspect qu'après désinfection locale et nouveau bandage ouaté.

J'ai observé plusieurs fois ce fait, notamment sur un malade qui figure sur le tableau, sous la rubrique : Ouverture du carpe et fusées purulentes le long des extenseurs.

M. Hervey (1), l'auteur de travaux si connus et si estimés sur le pansement ouaté, a fait la même remarque sur un de ses blessés atteint d'un broiement de la main par une bielle de machine à vapeur, avec fracture compliquée de plaie de l'humérus.

« Je laissai, dit-il, le premier pansement en place trois « semaines, le second un mois. A cette époque la fracture « était consolidée et la plaie si restreinte que je ne jugeai « pas à propos de rétablir le pansement ouaté. Nous étions « au mois de mai ; la température était assez fraîche. A « peine débarrassé de son second pansement, le blessé fut « pris de douleurs dans la plaie. Celle-ci devint sanieuse, « grisâtre, comme affectée de pourriture d'hôpital. Elle ne

____

(1) Aujourd'hui médecin à Troyes.

« reprit bon aspect, malgré les pansements stimulants, que
« sous un énorme manchon d'ouate. Dès que la tempéra-
« ture d'été se fit sentir, la guérison suivit promptement. »

M. Hervey en conclut avec raison que la température que
le pansement ouaté procure à la partie blessée, entre pour
une bonne part dans ses effets (1).

On voit encore à l'Hôtel-Dieu (service de M. A. Guérin,
décembre 1878) un maçon, maigre et alcoolique, âgé de
46 ans, auquel M. Marchant réséqua le coude, le 28 juillet,
pour une fracture communitive avec plaie, suite de chute du
haut d'un échafaudage : quatorze fragments osseux furent
extraits. Pansé à la ouate, on put, neuf jours après, constater que les os étaient tous recouverts de bourgeons charnus.
Mais le pansement ayant été changé, quelque jours plus
tard, à cause du bel état de la plaie, des accidents inflammatoires se déclarèrent et ne cédèrent qu'à l'application d'un
nouveau bandage ouaté.

M. Verneuil signale, dans son *Mémoire sur les grandes
amputations* (2), un cas dans lequel des accidents alarmants
suivirent la suppression du bandage ouaté, et ne cessèrent
qu'après sa réapplication.

A ce propos, le savant professeur de la Pitié cherche à
s'expliquer la fâcheuse influence du froid sur les blessés.
Frappé de ce que la bactéridie charbonneuse, non inocu-
lable aux poules à leur température normale, le devient

---

(1) Note personnelle.
(2) *Archiv. de méd.*, juin 1878, p. 696.

quand elles ont été préalablement refroidies (1), il se demande si quelque chose d'analogue ne se produirait pas sur les blessés; si, à une température convenable, réfractaires à l'absorption de la matière septique contenue dans le foyer traumatique, ils ne s'empoisonneraient pas, au contraire, par le fait d'un refroidissement.

La réponse à cette question est pour le moment impossible. Mais il y a lieu d'observer que l'abaissement de température n'a pas un effet également nuisible sur tous les blessés; quelques-uns en souffrent plus particulièrement. On peut donc se demander, s'il n'y a pas chez ceux-ci production par le traumatisme et sous l'influence du froid, d'une sorte de rhumatisme de la plaie, conformément à la loi du *locus minoris resistentiæ*, établie par le professeur de la Pitié.

THÉORIE ET MODE D'ACTION DU PANSEMENT OUATÉ.

Les théories de M. Pasteur, sur la fermentation putride, ont exercé sur la chirurgie une influence des plus heureuses, qui lui a permis de sortir de la voie empirique dans laquelle elle se traînait depuis des siècles, à l'endroit des pansements. Celui de M. A. Guérin en est une émanation directe. Il est basé sur ce principe que les germes animés de l'air sont les agents des transformations putrides des produits de la suppuration, et que l'absorption par les plaies des miasmes qui en résultent est une des causes les plus puissantes de l'infection purulente.

---

(1) *Idem.*

Ce principe admis, M. A. Guérin se propose, en recouvrant la plaie d'une couche épaisse d'ouate, d'utiliser son pouvoir filtrant pour débarrasser l'air de ces germes. Dès lors cet air ne peut arriver que pur sur la plaie, dont les sécrétions deviennent ainsi impropres à subir la putréfaction; car, par lui-même, il est inoffensif.

De même, la décomposition des substances fermentescibles, ne se produit pas, quand l'air est filtré à la ouate, chauffé à une haute température, contraint de traverser une nappe d'acide sulfurique, ou de parcourir un tube à plusieurs courbures.

C'est aussi le principe de la nocuité des corpuscules animés de l'air, qui a donné naissance au pansement anti-septique de Lister. Mais le chirurgien d'Edimbourg (1), détruit les germes à l'aide des éléments multiples de son pansement, tandis que M. A. Guérin les empêche d'arriver; le résultat est le même.

Le pansement phéniqué, ouvert de M. Verneuil, est aussi dérivé de la même théorie, ainsi que, chose remarquable! une méthode de pansement qui est, pour ainsi dire, le contre-pied des précédentes, je veux parler du pansement *à l'air libre*, à ciel ouvert de Vincent von Kern de Vienne, très-en faveur aujourd'hui en Allemagne, en Autriche et en Russie. C'est ce même mode de pansement, très-peu connu en France, que M. Ch. Sédillot, dans une récente communication à l'Institut (2), raconte avoir appliqué pendant une

(1) Aujourd'hui à Londres.
(2) Séance du 11 mars 1878.

vingtaine d'années, tout en avouant qu'il ignorait le principe de son action, jusqu'aux découvertes de M. Pasteur.

Dans cette méthode, la plaie reste librement exposée à l'air, sans être recouverte par le moindre topique. On a soin seulement de ménager aux liquides un écoulement facile et continu.

Les humeurs de la plaie, ainsi éloignées à mesures qu'elles se produisent, celle-ci se trouve maintenue en état de sécheresse et ne tarde pas à se couvrir de concrétions plastiques qui l'isolent de l'air ambiant, et la transforment en plaie *sous-crustacée*, bien disposée pour la cicatrisation, sous cette protection naturelle.

Hunter, on le sait, avait déjà observé que les croûtes étaient d'excellents topiques pour les plaies. Mais, longtemps avant lui, Hippocrate avait dit : « Il ne faut pas humecter les plaies, l'état sec est plus près de l'état sain (1). » Observation judicieuse, mais qui n'explique rien, comme il s'en rencontre tant dans les écrits du père de la médecine.

Il était réservé à M. Pasteur de rattacher ce mode de pansement, en apparence dissident, à la loi commune qu'il avait formulée.

Pour lui, il existe un vibrion septique spécial, comme il y a une bactéridie charbonneuse, un microbe générateur du pus, non septique, et peut-être un microbe générateur de la fièvre puerpérale. Ce vibrion septique est anaërobie, c'est-à-dire incapable de vivre dans l'oxygène de l'air ; par

---

(1) Hipp., tom. **VI**, éd. Littré ; *Des plaies*, § 1.

conséquent l'affluence continuelle de l'air doit le tuer et le rendre inoffensif. Voilà la théorie des succès de cette méthode; voici celle de ses revers : « Mais que, dans de telles « conditions, dit M. Pasteur (1), un seul caillot sanguin, « un seul fragment de chair morte, se loge dans un coin « de la plaie à l'abri de l'oxygène de l'air, qu'il y demeure « entouré de gaz acide carbonique, ne fût-ce que sur une « très-faible étendue, et aussitôt les germes septiques don- « neront lieu, en moins de 24 heures, à une infinité de vi- « brions se régénérant par scission, capable d'engendrer « une septicémie à bref délai. »

Telle est l'ingénieuse explication que l'illustre naturaliste donne de l'influence bienfaisante de l'air sur les plaies déployées, et des dangers très-réels de la stagnation du pus dans les recoins des plaies anfractueuses.

Nous ne pouvions passer ici sous silence le pansement à ciel ouvert, dont les succès (2) rivalisent avec ceux des pansements de Lister et de A. Guérin, et qu'on se plaît à leur opposer pour battre en brèche la théorie sur laquelle ils reposent, tandis qu'il en est la confirmation la plus éclatante. Ce mode de pansement n'est effectivement qu'un des procédés de la grande méthode antiseptique, relevant comme les autres des travaux de M. Pasteur.

---

(1) *Bull. de l'Acad. de méd.*, séance du 30 avril 1878.

(2) Ce pansement a donné 11,36 0/0 de mortalité seulement sur 308 cas, chiffre sensiblement égal à celui de 11,17 0/0 sur 573 cas par le pansement de Lister (Voir *Clin. chir. de Gand*, par M. Bouqué, années 1873-1874 et 1874-1875).

Nous avons indiqué la base théorique du pansement de
M. A. Guérin, base qui n'a pas rallié les suffrages de tous
les chirurgiens. Ceux qui n'adoptent pas la doctrine des
germes ont proposé d'autres explications de son mode d'action.

Les uns observant que, malgré la présence de vibrions
sous la ouate, les plaies avaient souvent bon aspect et étaient
en voie de réparation granuleuse, refusent à ces organismes
toute influence délétère, et ne voient dans le bandage ouaté
qu'une forme perfectionnée du pansement rare.

Mais les vibrions sous un pansement bien fait, loin d'être
la règle, sont l'exception. La ouate, en effet, est un terrain
biologique peu favorable à ces petits organismes, qui s'y
trouvent mal à l'aise, selon l'expression de M. A. Guérin.
L'ensemencement par l'air de nouveaux microbes et une
sorte d'empoisonnement continu à doses croissantes sont
ainsi prévenus (1).

Cette objection a du reste perdu de sa valeur depuis la
découverte récente du microbe pyogène, qui ne devient funeste que par sa généralisation viscérale ou son association
avec le microbe septique.

Quant au fait de la rareté des pansements, si bien réalisé
par le bandage ouaté, il ne saurait seul expliquer les succès
dans un milieu vicié, les autres procédés de pansement
rares échouant souvent dans les mêmes conditions.

La rareté des pansements n'en a pas moins par elle-même

---

(1) Sédillot ; communication de l'Institut, séance du 11 mars 1878.

une importance extrême pour la guérison des plaies. D'origine hippocratique (1), cette pratique fut longtemps supplantée par la polypharmacie dont les préparations multiples et variées ne trahissaient que trop l'impuissance. Mais préconisée aux xvii⁰ et xviiiᵉ siècles par C. Magatus (2) et Belloste (3), appliquée avec un grand succès aux armées par D. Larrey et ses disciples qui la répandirent en province après les guerres de l'Empire, puis délaissée de nouveau par Dupuytren et son école, elle a repris faveur de nos jours, avec le bandage ouaté, les appareils inamovibles plâtrés, silicatés, amidonnés et le Lister.

Le pansement ouaté ne serait-il, comme le veulent quelques chirurgiens, qu'un mode d'occlusion qui assimile les plaies sous la ouate, aux plaies sous-cutanées, sous-crustacées, sous la baudruche collodionnée, ou sous une cuirasse de diachylon ?

Sans doute il y a occlusion de la plaie, non par la ouate seule dont le feutrage, quelque serré qu'il soit, se laisse toujours traverser par l'air, mais par l'espèce de croûte qu'elle forme avec les humeurs de la plaie.

Toutefois cette croûte, formée au contact d'un air physiquement pur, et maintenu aseptique par le filtrage constant des couches d'air qui la baignent, doit surtout à cette circonstance des qualités protectrices, que ne possèdent pas

---

(1) Hipp., *Des fractures*, éd. Littré (§ 24,25,26,27).
(2) *De rara vulnerum medicatione* (1616).
(3) Chirurgien d'hôpital (1696-1716).

au même degré les autres procédés d'occlusion. Celle-ci, d'ailleurs, ne rend pas compte de tous les effets du bandage ouaté.

On a dit aussi que ce mode de pansement n'était qu'un agent puissant et méthodique de compression, un procédé d'incubation et d'immobilisation (1).

Toutes ces actions, il les exerce, en effet, non d'une manière isolée, mais simultanée, ce qui précisément établit sa supériorité sur ceux qui ne procurent que l'un ou l'autre de ces effets.

Pour M. Verneuil, le bandage ouaté, grâce aux qualités exceptionnelles de la ouate, assure à la plaie une atmosphère pure qui protége le travail de cicatrisation ; d'où accélération des phénomènes réparateurs et retard des phénomènes destructeurs ; par conséquent prompte organisation d'un rempart néoplasique, qui soustrait la plaie aux chances d'infection quel que soit l'état de putridité et de nocuité des humeurs qu'elle secrète.

Cette théorie permet à M. Verneuil de négliger plusieurs

---

(1) M. le Dr Suchard, de Lavey (Suisse), a lu à la Société de chirurgie (séance du 16 avril 1879), un Mémoire où il préconise, contre les tumeurs blanches même suppurées, la compression et l'immobilisation combinées avec l'occlusion et l'action topique de l'onguent mercuriel mêlé à du cérat saponiné et camphré.

Ce mode de traitement rentre dans la méthode antiseptique, par l'action parasiticide et antiphlogistique de l'onguent mercuriel et du camphre. Il se rapproche aussi beaucoup, par la compression, l'immobilisation et l'occlusion qu'il réalise, de la manière d'agir du pansement ouaté. On ne peut donc en espérer que de bons effets.

détails du pansement de M. A. Guérin, tels que la grande quantité d'ouate, la compression excessive, le renouvellement ou la réparation de l'appareil aux premiers indices de fétidité du pus.

Nous avons été plusieurs fois témoins, dans le service hospitalier de cet éminent chirurgien, de fort beaux succès de son procédé; mais nous avouons que, dans un milieu vicié, où régneraient la pourriture d'hôpital, la pyohémie et les diverses formes de la septicémie, il nous inspirerait moins de confiance que le bandage classique. L'épreuve, du reste, n'en a pas été faite, dans ces conditions. Nous doutons même qu'elle le soit jamais, car nous avons toujours vu M. Verneuil proportionner la quantité d'ouate à la gravité du cas; si bien que le bandage classique et le sien ne diffèrent alors que par les nuances.

En somme, si nous cherchons à nous rendre compte du mode d'action du pansement ouaté, nous trouvons qu'il résume des actions secondaires d'une importance variable selon le cas et selon le milieu.

Par l'immobilisation, il assure à la plaie le repos nécessaire à l'action du pouvoir réparateur.

La rareté des pansements la garantit des variations de température, des petits traumatismes, parfois meurtriers, et des intoxications d'origine atmosphérique, auxquels expose leur renouvellement fréquent.

L'épaisse couche d'ouate, substance mauvaise conductrice du calorique, maintient autour de la plaie une température constante d'incubation, très-favorable à la cicatrisation.

Elle prévient par conséquent tout refroidissement, source
d'accidents, purifie l'air par le filtrage, et protége la plaie,
par son contact doux et moelleux, contre les violences extérieures. En un mot, elle agit comme un corps isolant par-
fait.

La compression du bandage modère l'afflux du sang,
empêche les congestions, gêne assez la circulation veineuse
et lymphatique pour rendre à peu près nulle l'absorption
des matières septiques, non au point d'entraver le pouvoir
réparateur, qui, libre d'obstacles, s'exerce alors avec acti-
vité, et met bientôt la plaie à l'abri des accidents septiques,
par la prompte organisation d'une couche granuleuse, due
à la prolifération conjonctive (1).

Tel est l'ensemble des effets que produit le pansement
ouaté. On comprend qu'ils n'ont pas tous la même importance, en tous temps, en tous lieux et pour tous les cas. Le
traumatisme est-il grave et le milieu vicié, toutes ses actions
doivent être mises à contribution : c'est alors que se révè-
lent sa puissance et sa supériorité sur les pansements ordinaires dont l'insuffisance est bien connue.

Au contraire, est-il léger, de moyenne gravité et le milieu salubre, le mode de pansement est à peu près indiffé-

---

(1) Il est à remarquer que les malades se plaignent très-rarement,
même en été, d'éprouver une chaleur incommode sur les parties enve-
loppées d'ouate, quelle qu'en soit l'épaisseur. Ce résultat tient sans
doute à la qualité isolante de cette substance, et à la diminution de la
caloricité que doit entraîner la compression exercée par le bandage.

Quand cet effet se produit, on en trouve ordinairement l'explication
dans un vice de confection de l'appareil.

rent. Aussi peut-on négliger une ou plusieurs des actions secondaires du bandage ouaté et diminuer la quantité d'ouate, sans compromettre le résultat final, qui s'obtient facilement par les moyens les plus divers.

Nous supposons, bien entendu, que le sujet est sain, bien portant, exempt de diathèses, de cachexies et qu'il n'est ni cardiaque, ni hépatique, ni alcoolique. Dans les conditions opposées, les chances de succès se trouvent notablement diminuées.

Au milieu de la variété des procédés antiseptiques, dont le bandage ouaté n'est, au résumé, qu'une des formes, il n'est pas hors de propos de mettre en relief un lien commun qui les unit, et qui, pour quelques chirurgiens, est même une des principales conditions de leur succès. Je veux parler de cette propreté exquise dont on convient généralement qu'il faut entourer le blessé ; propreté qui doit porter non-seulement sur sa personne, sa literie et ses vêtements, mais encore sur tous les objets à pansements, les instruments à opératioon, les mains des chirurgiens, des aides et de toutes les personnes qui sont appelées à lui donner des soins.

MM. Gosselin, L. Lefort, Pasteur (1), ont particulièrement et à bon droit insisté sur ce point à l'Académie de médecine, dans leurs discours sur le pansement des plaies. Ce

---

(1) *Bull. de l'Acad. de méd.* Discours de MM. Gosselin, L. Lefort, Pasteur, 1878.

conseil émanant de sources aussi autorisées ne peut manquer de porter ses fruits.

Ce serait gravement compromettre le pansement ouaté, que de l'ériger en panacée sans le secours de laquelle aucune guérison n'est possible, qui prévient toute complication des plaies, arrête l'infection purulente déjà confirmée, écarte le tétanos, rend impossibles les hémorrhagies, etc.

Cet écueil, nous l'avons évité avec soin, tout en indiquant les applications nombreuses et variées dont ce mode de pansement nous paraît susceptible, et insistant sur la sécurité relative qu'il procure au chirurgien dans les grands traumatismes accidentels et opératoires.

Mais nous ne faisons nulle difficulté d'admettre, en attendant mieux, la doctrine des *germes ferments* de M. Pasteur, qui a donné naissance au pansement ouaté.

Vraie ou fausse, ce dont le chirurgien n'a pas, ce me semble, à s'inquiéter outre mesure, cette doctrine a rendu à notre art de trop grands services, pour que nous ne soyons pas convaincu que la pratique chirurgicale a plus à gagner qu'à perdre à la prendre pour guide.

Pour ce qui est de l'invention du bandage ouaté, que M. A. Guérin s'est vu contester, sous prétexte que la ouate servait depuis longtemps en chirurgie au pansement des plaies, elle lui appartient bien légitimement.

Ce qui est vrai du bandage ouaté l'est également du pansement de M. Lister, bien que ce chirurgien n'ait pas été le premier à employer l'acide phénique, la gaze et la pulvérisation des liquides médicamenteux.

Sans doute ni M. A. Guérin ni M. Lister n'ont inventé les éléments des pansements auxquels ils ont attaché leur nom; mais, inspirés par une idée théorique, ils s'en sont servis d'une manière spéciale en vue d'un effet à produire. C'est précisément ce *modus faciendi* qui constitue leur méthode de pansement, c'est là que réside le mérite de leur découverte.

Un littérateur est-il moins l'auteur de son œuvre parce qu'il n'a inventé ni le papier, ni l'encre, ni les lettres de l'alphabet qui lui ont servi à l'écrire ?

CONCLUSION.

Si je ne me suis pas abusé sur la valeur du pansement ouaté, je crois avoir démontré qu'il se recommande tout spécialement au chirurgien d'armée par des avantages sérieux. Ceux-ci, dès le principe, ont frappé tous les yeux. On en a la preuve dans les thèses de MM. Hervey, Blanchard, Lassalle, Combes, etc., dans la *Chirurgie clinique* de M. Guyon, les articles de MM. Fiaux (1872) et Gayda (1874) insérés dans le *Recueil des mémoires de médecine et de chirurgie militaires.*

Les éloges académiques ne lui ont pas manqué, sous ce rapport, même de la part des chirurgiens qui ne sont point suspects de partialité en sa faveur (1).

Que conclure de ce concert de louanges, si ce n'est qu'elles sont méritées ?

Telle est aussi ma conviction. Heureux, si je parviens à la faire partager, et à contribuer ainsi à la vulgarisation, dans l'armée, d'un mode de pansement qui, en campagne, pourrait lui rendre les plus grands services, en changeant totalement les conditions de léthalité des blessures de guerre.

---

(1) *Bull. de l'Acad. de méd.* Discours de M. L. Lefort, séance du 19 février 1878, et *Bull. de Société de chir.*, séance du 19 mars 1879.

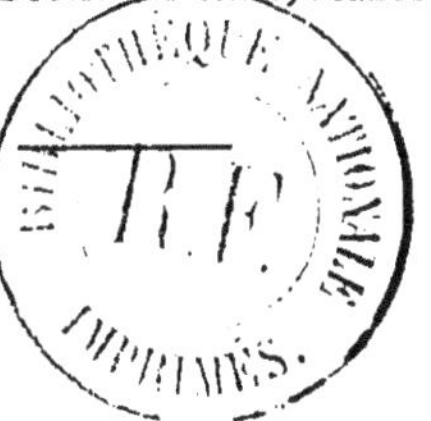

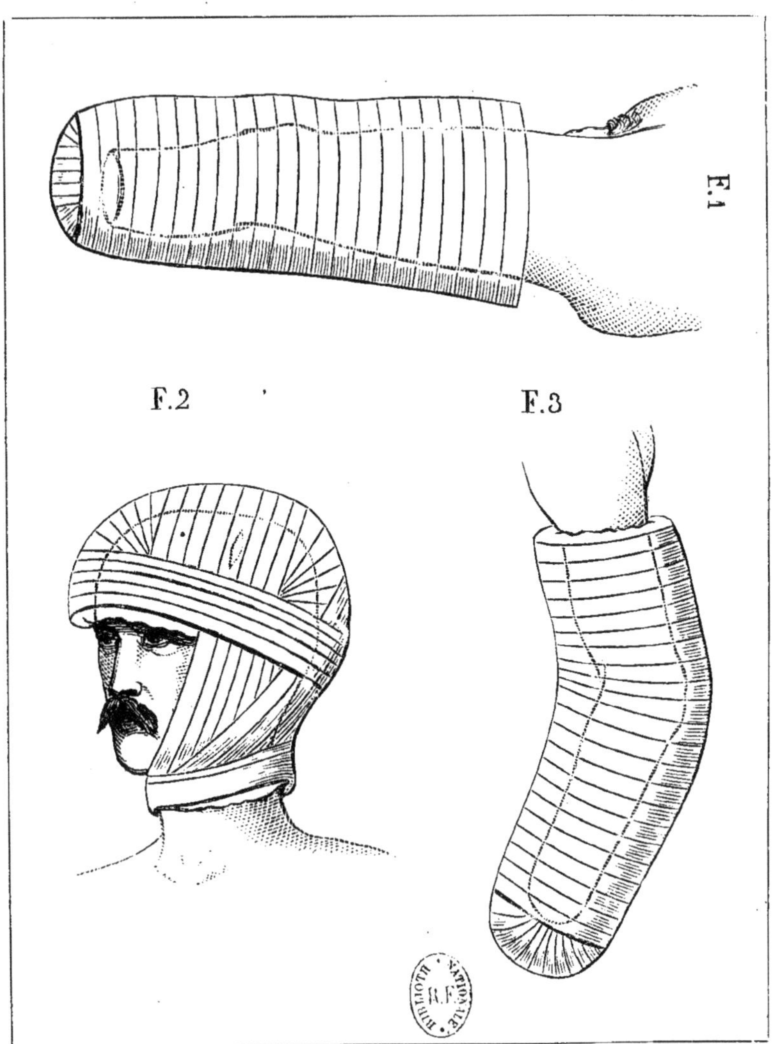

Fig. 1. — Bandage ouaté pour une amputation de jambe, au lieu d'élection.
Fig. 2. — Bandage ouaté pour une plaie de tête.
Fig. 3. — Bandage ouaté pour une désarticulation du poignet.

Ces planches ont été dessinées par M. le docteur Martel, médecin aide-majo à
l'hôpital militaire de Vincennes.

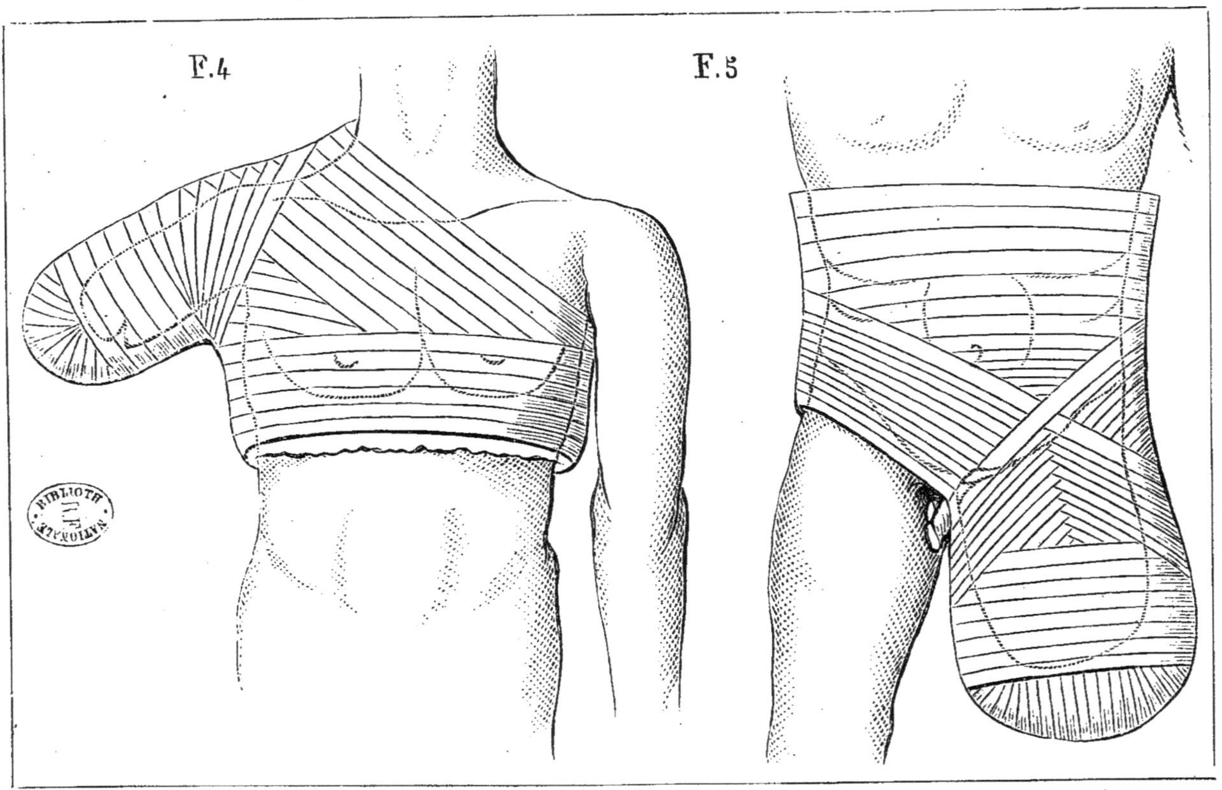

Fig. 4. — Bandage ouaté pour une amputation de bras.
Fig. 5. — Bandage ouaté pour une amputation de cuisse.

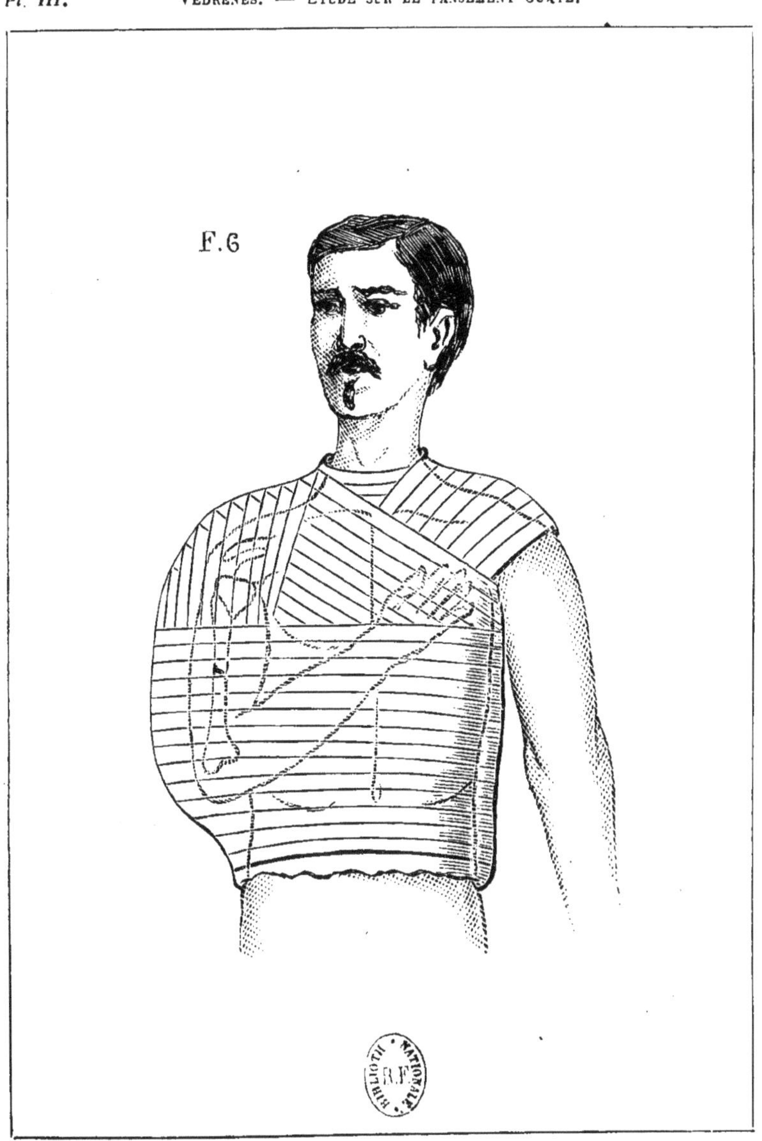

Fig. 6. — Bandage ouaté pour une fracture de bras, compliquée de plaie.

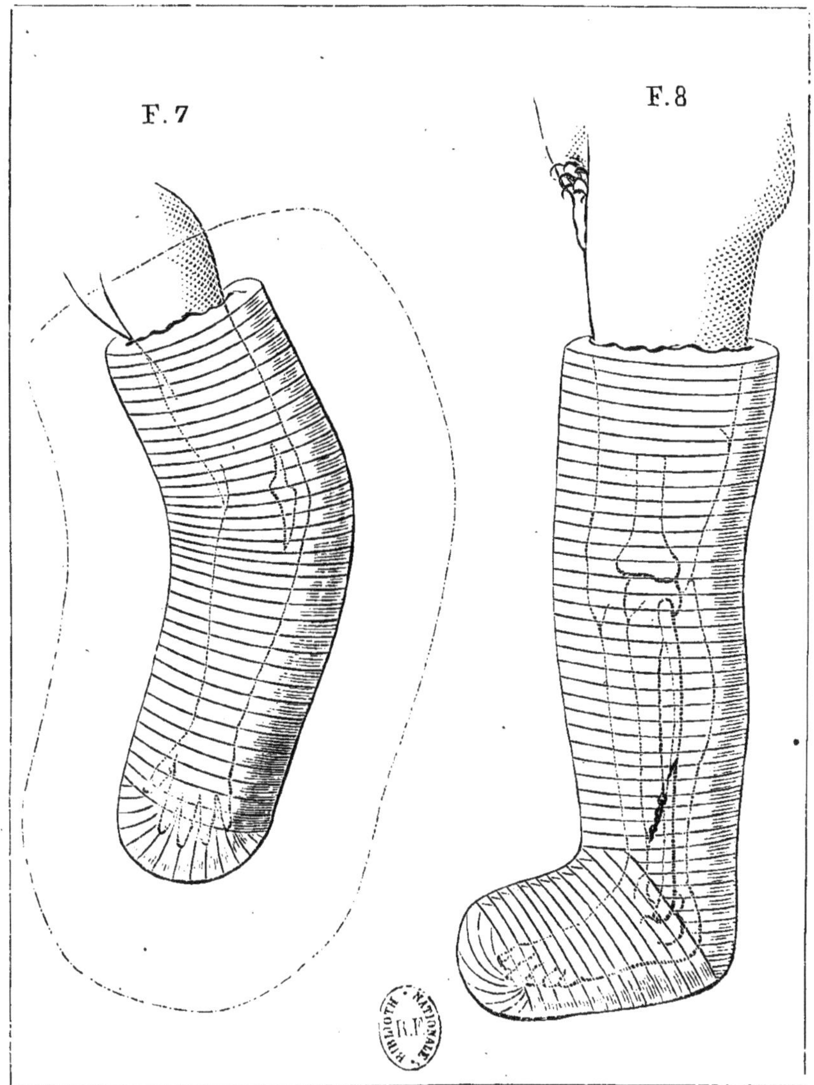

Fig. 7. — Bandage ouaté pour une résection du coude.

Le pointillé excentrique indique le volume de l'enveloppem nt d'ouate, avant l'application des bandes. On peut ainsi se rendre compte de la réduction que doit subir la ouate sous la pression des bandes.

Fig. 8. — Bandage ouaté pour une fracture de jambe.

Imprimerie de J. DUMAINE, rue Christine, 2.

Paris. — Imprimerie de J. DUMAINE, rue Christine, 2.

9 782019 661878